알고 먹자, 유산균

알고 먹자, 유산균

펴낸날 초판 1쇄 2021년 8월 31일

지은이 양형규
펴낸이 양형규
책임편집 정민규
디자인 데시그 호예원
제작처 상식문화

펴낸곳 양병원 출판부
출판등록 제13호 (윤) 1997년 4월 14일
주소 서울시 강동구 진황도로 128, 2층
전화 02-480-8014 **팩스** 02-480-8209
E-MAIL yanghs@yangh.co.kr
홈페이지 www.yangh.co.kr

ⓒ 양형규, 2021

ISBN 978-89-94863-17-7 (03510)

장 건강을 다스리는 가장 빠른 길

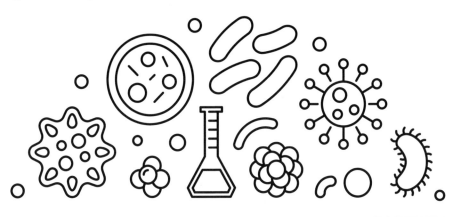

알고 먹자, 유산균

양형규 지음

양병원 출판부

행복! 우리는 누구나 행복하게 살기를 원한다. 행복하려면 정신과 육체가 건강해야 한다.

① 정신적인 건강 : 행복하다고 느끼는 긍정적인 마음가짐
② 육체적인 건강

이 두 가지 건강이 행복에 필수적이다. 두 가지 건강의 기반이 되는 것은 장 건강이다.

> 마음 건강 + 육체 건강 → 행복
> 마음과 육체 건강의 기반 : 장 건강

정신(마음)과 육체는 서로 유기적으로 연결되어 있다. 육체의 건강은 정신의 지배를 받는다. 예컨대 이혼이나 별거, 사업 실패 등으로 스트레스가 많아지면 암이 3배 많이 발생한다. 반대로 육체적으로 병이 생기면 정신적 건강을 유지하기가 힘들다.

정신과 육체가 건강하기 위해서는 '장 건강'이 중요하다. 장은 면역세포의 70%가 집중 분포되어 있는 우리 몸 최대의 면역기관이기 때문이다.

그렇다면 장 건강은 어떻게 이룰 것인가? 이와 관련하여 최근에 대두된 개념이 '장 누수 증후군'이다. 장 누수 증후군은 장을 보호하는 점액코트(점액층)가 상했을 때 점막세포들의 밀착결합이 깨지면서 세포 사이로 영양소와 독소, 세균이 빠져나가 혈관 안으로 흡수되어 염증을 일으키는 병이다.

과민성 장, 궤양성 대장염, 대장암 등 장 질환뿐만 아니라 우울증, 비만 등의 질환도 장 누수 증후군이 생기면서 발병된다고 할 수 있다. 점액코트를 잘 유지해야 건강할 수 있다. 점액코트를 잘 유지하는 데 소식, 여러 번 씹어 먹기, 육류 섭취 줄이기, 야채 많이 먹기가 필수적이고, 유산균 섭취가 도움이 된다. 더불어 스트레스를 줄여야 하며, 운동을 적당히 하고, 잠을 잘 자야 한다. 이렇게 하면 장내 미생물 환경에 유익균이 많아져 면역력이 상승한다.

장 건강을 잘 유지하기 위해 장 누수 증후군과 점액코트를 좀 더 자세히 이해할 필요가 있다. 필자는 이 개념들을 통해 유산균 섭취와 생활습관의 중요성에 대한 이야기를 풀어가고자 한다.

우리 모두는 건강하고 행복해야 한다. 이 책을 통해 독자 여러분을 건강과 행복의 길로 안내하고자 한다. 책을 내기까지 도움을 주신 양병원 출판부 박은영 과장, 임혜령 씨, 책을 예쁘게 만들어 주신 정민규 씨에게 감사드린다. 책을 쓰는 동안 가정에 소홀할 수밖에 없었는데 집사람과 아들, 딸에게도 감사를 표한다. 최선을 다해 집필하였으나 책을 끝낼 때는 언제나 미진함을 느낀다. 독자 여러분의 격려와 충고, 지적을 부탁드립니다.

2021년 8월

양병원 의료원장 양형규

차례

3장. 각종 질병과 유산균

4장. 완전무결 면역력의 비밀
: '자기'와 '비자기'의 정체는?

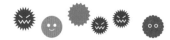

5장. 장이 되살아나는 습관
: 면역력이 떨어졌다고 느껴진다면 장부터 살려라!

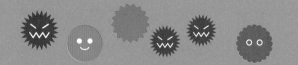

1장

장 건강과 면역력의 관계

: 장은 면역의 보물창고

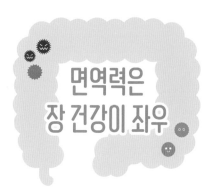

면역력은
장 건강이 좌우

**우리 몸의
면역 베이스캠프, 장**

사람이 생존을 하기 위해서는 장, 폐, 심장, 뇌 등 모든 기관이 중요한데, 그중에서 장은 그 중요성이 다소 간과되는 경향이 있다. 장은 생존과 건강에 '절대적으로' 중요하다고 말해도 과언이 아니다. 그 이유는 장이 음식물의 소화와 흡수를 하여 에너지 공급을 담당할 뿐만 아니라 면역세포(백혈구)의 70%가 집중 분포되어 있는 우리 몸 최대의 면역기관이기 때문이다. 장이 건강하면 면역시스템이 활성화되어 병에 쉽게 걸리지 않는다. 장은 건강의 척도다. 큰 병 없이 건강하게 장수하는 사람들을 보면 하나같이 장이 건강하다.

장은 어떤 일을 할까?

모든 생물은 지속적으로 에너지 공급이 되어야 살 수 있다. 인간의 장은 식물의 뿌리와 같다. 식물은 광합성에 의해 양분을 만들어 살아가는데 이때 광합성에 필요한 물과 영양분을 뿌리가 흡수하듯이, 동물이 살아가는 데 필요한 에너지 공급의 원천인 장이 없으면 인간을 비롯한 모든 동물은 생존 자체를 할 수가 없다.

우리가 섭취한 음식을 에너지로 사용하려면 반드시 장에서 소화와 흡수 과정을 거쳐야 한다. 섭취한 음식은 식도, 위, 소장, 대장을 순서대로 지나며 생명활동을 위한 영양분으로 분해되고, 불필요한 성분은 몸 밖으로 배출된다.

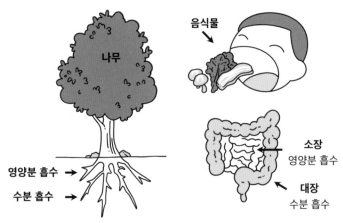

인간의 장은 식물의 뿌리와 같다
장은 생명의 근원이다

▶ 소장 : 소화 과정의 대부분이 이루어진다

소장의 길이는 6~7미터로 우리 몸에서 가장 긴 장기다. 위를 지나 소장으로 내려온 음식물이 소장의 첫 관문인 십이지장에서 담즙이나 췌장액 등의 효소와 골고루 잘 섞이면 공장과 회장으로 내려가면서 본격적인 소화와 흡수 과정이 진행된다. 대부분의 음식물은 단백질, 지방, 탄수화물로 분해되고 소장 점막으로 흡수되어 우리 몸에 꼭 필요한 영양분으로 쓰이게 된다. 이 모든 과정이 소장에서 이루어지기 때문에 소장은 우리 몸에서 가장 바쁘게 돌아가는 장기라고 할 수 있다.

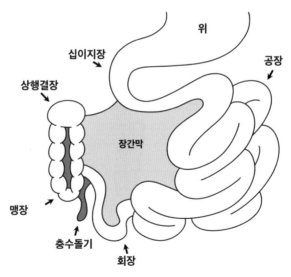

소장은 십이지장, 공장, 회장으로 이루어져 있다.

▶ 대장 : 소화의 마지막 단계

대장은 오른쪽 아랫배 부분에서 시작되어 소장을 감싸듯 돌며 자리하고 있다. 맹장, 결장, 직장으로 이루어진 대장의 길이는 1.5 미터 정도이며 소화의 마지막 과정인 배출을 담당한다. 소장에서 흡수되고 남은 음식물이 맹장으로 넘어오면 나머지 영양소 및 수분의 흡수가 이루어진다. 이때까지 흡수되지 않고 남은 찌꺼기는 장내 미생물에 의해 발효와 분해 과정을 거쳐 변으로 만들어져 항문을 통해 배출된다. 발효와 동시에 해독작용을 돕기도 하므로 장내에 좋은 미생물이 많으면 그만큼 간의 부담도 줄일 수 있다.

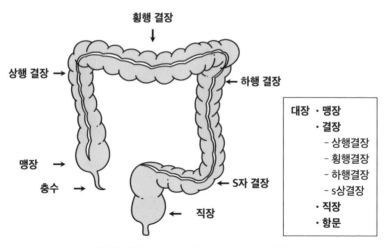

대장은 맹장, 결장, 직장, 항문으로 이루어져 있다.

제2의 뇌, 장
: 뇌장축

장과 뇌는 밀접하게 연관되어 있다. 특히 장에는 약 1억 개의 신경세포가 존재하는데, 뇌를 제외한 다른 어느 기관보다 신경세포가 많이 모여 있는 곳이다. 장에서는 세로토닌을 생산한다. 세로토닌은 사람의 감정과 식욕, 수면에 관여하는 대표적인 뇌의 신경전달물질이다. 놀라운 것은 실제로 뇌에 존재하는 세로토닌의 양은 5% 미만에 불과하고, 나머지 90% 이상이 모두 위장관에서 만들어지며 장내에 존재한다는 점이다.

행복호르몬이라고도 불리는 세로토닌은 뇌의 기능 조절에 다방면으로 영향을 끼치기 때문에 많은 양의 세로토닌이 존재하는 장을 '제2의 뇌'라고 부르기도 한다. 기분이 안 좋거나 스트레스를 받으면 소화가 잘 안 되는 이유도 장과 뇌가 유기적으로 연결되어 있기 때문이다. 장 건강이 나쁘면 세로토닌이 제대로 생성되지 않아 불안감, 우울감 등을 조절하기 어렵게 된다. 그렇기 때문에 잦은 변비와 설사 등 장 기능에 문제가 있는 과민성 장 환자들을 보면 대부분 초조함이나 스트레스 증상을 보이는 경우가 많다.

장과 뇌의 상관관계

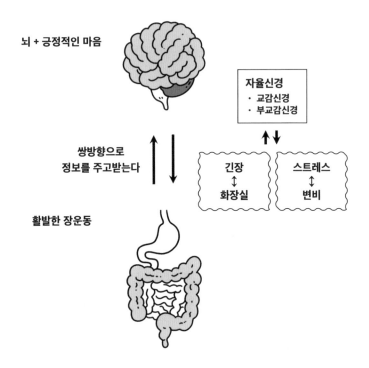

뇌장축(brain-gut axis). 뇌와 장은 긴밀하게 연결되어 있어 서로 영향을 주고받는다.
한마디로 장이 평온하면 마음도 평안하다.

장은
면역의 보물 창고

장이 절대적으로 중요한 이유는 우리가
장을 통해 음식물을 소화하여 에너지를
얻을 뿐 아니라, 장은 유해균의 침입을

막는 물리적 장벽이자 면역세포의 70%가 집중적으로 모여 있는 우리 몸 최대의 면역기관이기 때문이다.

장의 면역력을 좌우하는 일등공신은 바로 장내 미생물이다. 장에는 100조 개, 1000여 종의 미생물이 있는데, 대장에 가장 높은 밀도로 모여 있다. 장내 미생물은 장내의 림프계를 자극해서 유해균의 번식을 억제하고 면역세포가 활발히 활동할 수 있도록 도와 면역력을 높여준다. 장내 환경에 따라 건강에 유익한 균이 늘어나기도 하고, 유해한 균이 증가하기도 한다. 유익균은 줄고 유해균이 증가해 면역력이 떨어지면 우리 몸은 세균이나 바이러스에 취약해지고 암세포도 제거하기 어려워진다. 그러다 보면 장 건강뿐만 아니라 전신의 건강을 망칠 수 있다. '면역의 보물창고'인 장을 건강하게 지켜서 면역세포가 제대로 기능하도록 해야 건강한 삶을 누릴 수 있는 것이다.

장내 미생물의 분포

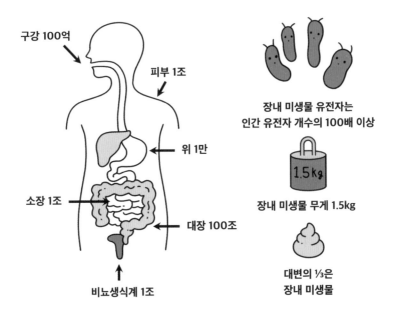

구강 100억

피부 1조

위 1만

소장 1조

대장 100조

비뇨생식계 1조

장내 미생물 유전자는
인간 유전자 개수의 100배 이상

1.5kg

장내 미생물 무게 1.5kg

대변의 ⅓은
장내 미생물

장이 하는 일

❶ 음식물을 소화시켜 영양소를 흡수한다.

❷ 유해균의 침입을 막는 물리적 장벽이다.

❸ 체내 면역세포의 70%가 있는 우리 몸 최대의 면역기관이다.

❹ 제2의 간으로서, 장내에 유입되거나 생성된 독소의 해독작용을 한다.

❺ 세로토닌 같은 신경전달물질과 비타민, 효소, 단쇄지방산 등을 생성한다.

자연분만 아기가 건강한 이유, 유산균 샤워

캘리포니아대학교 샌디에이고 캠퍼스의 소아과 교수인 롭 나이트(Rob Knight)는 미생물학, 특히 박테리아 분야에 최고 전문가다. 나이트 부부는 2011년 제왕절개로 아이를 출산했는데 자연분만 과정을 재현하기 위해 면봉으로 산도에서 나온 분비물을 찍어서 태어난 아기의 몸 여기저기에 묻혀주었다. 아기가 산도를 통과해 나왔다면 자연스럽게 접했을 미생물을 인위적으로라도 접하게 해주려 했던 것이다.

엄마의 몸은 자궁에 들어온 낯선 세포인 수정란에 대해 방어기전을 갖게 된다. 수정란은 자궁에 착상하고 자라서 아기로 태어날 때까지 어머니의 면역반응을 이겨내기 위해 자궁에 면역억제반응을 유도한다. 면역억제반응을 유도하는 물질에 피복되어 있는 아기는 산도를 지나면서 질 내 미생물을 뒤집어쓰는 미생물샤워를 한다. 또한 산도를 나오면서 태아의 머리가 엄마의 직장을 눌러 엄마의 변도 뒤집어쓰며 장내 미생물을 물려받는다. 이렇듯 자연분만은 귀중한 장내 미생물을 처음 만날 수 있는 좋은 기회이다. 이렇게 세상에 나온 순간부터 유익한 미생물들을 물려받으면 앞으로 아기가 세상에서 접하게 될 온갖 유해한 미생물들을 물리칠 수 있다.

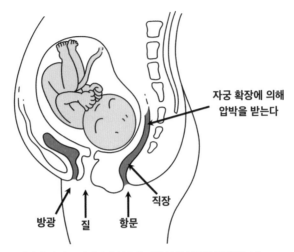

자궁 확장에 의해
압박을 받는다

직장

방광   질   항문

자연분만으로 태어난 아기는 어머니의 산도와 대변의 유산균을 물려받는다.
그래서 제왕절개로 태어난 아기보다 자연분만으로 태어난 아기가 건강하다.

제왕절개로 태어난 아기는
자연분만으로 태어난 아기에 비해

❶ 알레르기의 위험이 5배 높다.

❷ 비만 위험이 50% 높다.

❸ 제1당뇨병의 위험이 70% 높다.

❹ ADHD(과잉행동장애) 위험이 3배 높다.

❺ 자폐증의 위험이 2배 높다.

제왕절개로 태어난 아기는 자연분만으로 태어난 아기에 비해 병치레가 잦다. 제왕절개와 자연분만 간의 아기의 장 미생물 총 구성의 차이를 너무나 잘 아는 나이트 부부는 그래서 질 분비물을 아기에게 인위적으로 묻혀준 것이다. 아마도 이런 처치는 제왕절개로 태어난 아기에게 반드시 해야 하는 일 중 하나가 될 것 같다.

영유아 시절의 건강은 평생의 건강으로 이어진다. 영유아의 건강은 크게 3가지에 좌우되는데 바로 ① 분만 방법(자연분만/제왕절개), ② 모유수유 여부(모유/분유), ③ 산모의 건강(질환, 나이, 영양 상태, 비만 여부, 장내 미생물 상태 등)이다.

미국과 한국의 제왕절개 비율은 총 분만의 40%를 차지한다. 많은 아기들이 엄마의 장내 미생물을 접할 기회를 놓치고 있다는 뜻이다. 또한 신생아는 모유를 먹어야 장내 미생물에서 유익균이 우세해지는데 일로 바쁜 엄마가 많아 분유를 먹는 아기가 많다. 자연적으로 유익균을 접할 기회가 부족하다면 유산균 투여 등 인공적으로라도 기회를 만들어 주어야 하는데, 이것이 가능하게 된 것은 1998년 일본의 마츠오카의 연구 덕이다. 마츠오카가 혐기성 균의 분리, 즉 산소를 싫어하는 장내 미생물의 분리 및 동정에 성공한 이래로 미생물의 연구와 활용이 발전하기 시작했다. 최근에는 분자

생물학 기법, 즉 DNA, RNA의 유전자증폭기술(PCR)로 장내 미생물 분석이 정확해지고 활발해졌다.

영유아의 건강은 크게 3가지에 좌우된다

1. 분만 방법
(자연분만/제왕절개)

3. 산모의 건강

2. 모유수유냐 분유냐

모유의 장점
① 면역력 증가
② 비만 확률 저하
③ 정서적 안정(유대감 증가)
④ 알레르기 감소

태아의 장 건강의 경우 자연분만 여부, 모유수유 여부, 산모의 건강과 나이, 항생제 노출 여부에 따라 장내 미생물의 유익균과 유해균 수가 결정된다.

건강해지고 싶다면 장에서부터 시작해야 한다!

장에 아무리 많은 면역세포가 밀집되어 있어도 질환을 예방하고 건강해지기 위해서는 면역세포가 제대로 활동할 수 있는 장내 환경을 조성하는 것이 중요하다. 유익균과 유해균이 균형 잡혀 있어야 최상의 조건인데, 불규칙한 생활습관을 개선하고, 장 건강에 도움이 되는 좋은 음식을 섭취하며, 적당한 운동을 생활화해야 한다.

장만 건강하다면 대장암 발생률을 낮추고 궤양성 대장염, 크론병, 장 누수 증후군, 우울증, 다발성경화증 등 많은 병을 예방할 수 있다는 연구도 활발하게 이루어지고 있다. 최근 영국 케임브리지 대학교 바브라함연구소 연구팀은 장내 유익균은 해로운 바이러스에 대한 방어 기능만 하는 것이 아니라 대장암이나 직장암을 예방할 수도 있다는 논문을 발표했다. 장 건강을 지키는 것으로부터 병의 치료와 예방이 시작된다는 것을 보여준 연구 결과라 할 수 있다.

바이러스에 맞서는 장

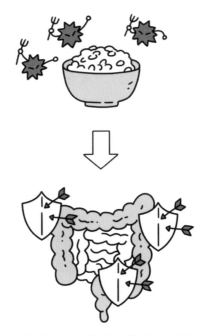

우리 몸에 외부물질이 들어오는 첫 관문은 장이다.
장의 면역세포가 음식물과 함께 들어오는 바이러스나 세균이
몸속으로 침입할 수 없도록 막아준다.

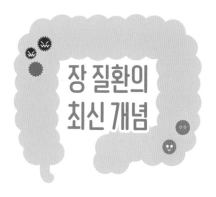

장 질환의
최신 개념

장의 방어막,
점액코트

장에서 병원성 세균을 방어하는 것은 물리적인 장벽에 의한 방어와 면역학적인 방어가 있다. 면역학적 방어보다 중요한 것이 물리적 방어다. 물리적 방어는 전쟁을 할 때 성벽을 쌓아 적을 막는 것과 같다. 대장의 단면을 살펴보면 소화흡수에 관여하는 점막층, 점막층을 지지하는 점막하층, 운동에 관여하는 근육층, 근육층을 지지하는 장막층으로 이루어져 있다.

미세한 융모로 뒤덮인 장의 내부는 점막층이라고 한다. 이 점막층은 혈관으로 세균이 침투하는 것을 막는 중요한 역할을 한다. 점막층의 표면은 점액샘(Goblet세포, 배세포)에서 분비되는 하얀색의

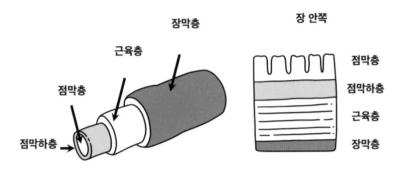

장의 단면도

장막층

근육층

장 안쪽

점막층

점막하층

점막층

점막하층

근육층

장막층

장 안쪽부터 점막층, 점막하층, 근육층, 장막층. 점막이 장의 피부에 해당한다.

투명한 액체인 점액으로 둘러싸여 있는데, 이것을 점액코트라고
한다. 점액코트의 주성분은 뮤신으로, 뮤신 함량이 높은 내층점액
코트와 뮤신 함량이 낮은 외층점액코트의 2층 구조로 되어 있다.

외층점액코트에는 장내 미생물이 산다. 대장내시경 검사를 받으
려면 장청소를 해야 하는데 이때 장내 미생물이 함께 배출되더라도
곧 원래 상태로 돌아오는 것은 외층 점액코트에 숨어 있던 장내 미
생물이 다시 밖으로 나오기 때문이다. 그뿐 아니라 점액코트는 장
점막을 보호하고 장의 운동이 원활하게 이루어지도록 돕는다. 그래
서 점액코트의 상태는 장 건강은 물론 신체 건강과도 직결된다.

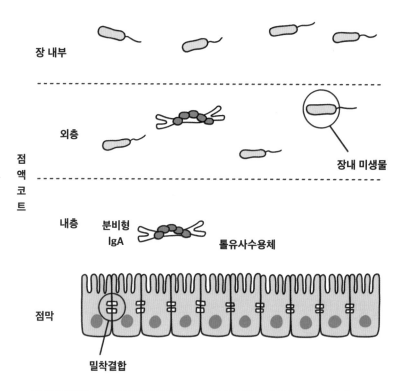

장의 방어막, 점액코트

장 내부

외층

점액코트

장내 미생물

내층   분비형
IgA   톨유사수용체

점막

밀착결합

장 점막 위에는 콧물처럼 끈적한 점액코트가 있어서 장내 미생물과 이담소화제로부터 점막을 보호하는 방어막이 된다.

건강한 장의 점막세포들은 결합단백질에 의해 밀착결합되어 있고 점액코트가 그 위를 한 번 더 감싸 이중으로 방어한다. 그 때문에 세균이 장 안쪽으로 침투하지 못하는 구조다. 점액코트가 너무

얇거나 소실되면 점막세포의 결합이 느슨해져서 세균, 영양소, 독소가 점막을 통과하고 혈관으로 흡수되어 염증이 생긴다. 즉, 장 누수 증후군이 생기는 것이다.

그렇다면 점액코트는 왜 얇아질까? 우선 점액코트는 과다한 육류 섭취를 했을 때 담즙산이 많이 분비되면 얇아질 수 있다. 또, 장 내 미생물의 먹이인 식물성 섬유소, 올리고당 등의 섭취가 부족하면 장내 미생물이 점액코트를 먹이 삼아 뜯어먹게 되어 점차 얇아지거나 소실될 수 있다.

질병의 시작, 장 누수 증후군

장에서 발생하는 거의 모든 질환이 점액코트로 이루어진 장관 장벽이 깨져서 장 누수 증후군이 생기는 것으로 시작된다는 것이 아주 중요한 개념으로 떠오르고 있다. 장 누수 증후군은 과거에 장 투과력 증가라고 생각했던 개념이다. 소장에 장 누수 증후군이 생기면 장 점막의 느슨해진 틈 사이로 빠져나온 세균과 장내 독소가 혈관을 타고 신체 곳곳으로 퍼지고 이것이 각종 염증과 통증을 유발한다. 주로 체중 감소, 복부 불쾌감, 복통, 소화불량, 설사, 만성피로 및 무기력증, 감기, 방광염, 질염, 관절통, 근육통, 불안초조, 우울감 등의 증상으로 나타난다.

또 다른 문제는 혈관으로 퍼져 나가는 세균을 격퇴하러 모여든 면역세포들이 과잉반응을 일으켜 자신의 세포도 공격하는 자가면역질환이다. 이에 해당되는 질환이 궤양성 대장염, 크론병, 아토피피부염, 알레르기성 비염, 알레르기성 피부염 등이다.

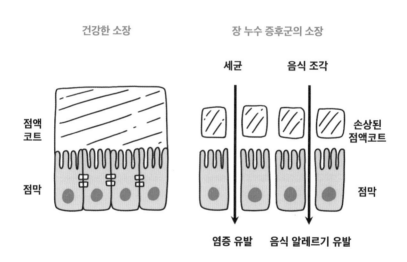

장 누수 증후군에서는 점액코트가 손상되어 점막 사이 틈이 벌어져 세균, 음식물이 통과하여 염증, 음식 알레르기를 일으킨다.

장 누수 증후군의 유발 인자

① 염증

급성, 만성염증은 장 누수 증후군을 유발한다.

② 음식

- 글루텐
- 우유 : 카제인과 유당이 장 누수를 유발한다.
- 가공식품(햄, 소시지, 라면 등) : 트랜스 지방과 식품첨가물 및 방부제 등 화학물질
- 유전자변형식품(GMO)
- 고지방 음식 : 칼로리가 높고 섬유질이나 미네랄이 적다.
- 알코올 : 소화기능 저해, 장벽방어 기능 약화, 장 세포 결합을 느슨하게 함
- 설탕, 액상과당 : 장내에서 세균들이 과다 증식하고 염증 유발
- 식품첨가물, 정제된 음식, 공복에 마시는 커피

③ 소화불량, 위산 과다

④ 장내 미생물 불균형

⑤ 약물

• 항생제 : 유해균, 유익균을 모두 죽인다.
• 소염진통제 : 장 점막 재생을 억제하고 궤양을 유발한다.

⑥ 스트레스

스트레스를 받으면 코르티솔과 에피네프린(아드레날린)이 분비된다. 코르티솔은 혈당 및 중성지방 수치를 상승시키고, 식욕을 증진시킨다. 당분을 섭취하면 스트레스가 해소되기 때문에 자꾸 인스턴트 음식, 가공식품, 야식을 찾게 된다. 이러한 잘못된 식습관과 그로 인한 소화불량 등으로 인해 장내 미생물 중 유해균이 증식하고 장벽이 손상되어 장 누수 증후군이 발생한다.

장 누수 증후군의 진단법

① 장 투과성 검사(락툴로스, 만니톨 검사 : 가장 중요한 검사)

대사가 잘 안 되면서 입자 크기가 작아 치밀하게 결합된 정상 장 점막을 통과할 수 있는 표식자인 만니톨과 입자 크기가 커 정상

장 점막을 통과할 수 없는 락툴로스를 먹게 하는 방법이다. 소변에 만니톨만 검출되면 장이 건강한 것이고 만니톨과 동시에 락툴로스도 검출되면 장 점막이 느슨해졌다는 것으로 장 누수 증후군으로 진단할 수 있다.

② 조눌린 검사

조눌린은 소장 점막세포 사이의 밀착결합을 느슨하게 해 장 누수 증후군을 유발하는 물질이다. 조눌린의 혈중 농도가 높으면 장 누수가 일어나고 있다는 것이다.

③ 분변 장내 유익균, 유해균 검사

장내 유익균, 유해균, 중간균 비율을 측정하는 필수적인 검사다.

④ 소변 유기산 검사

소변으로 배출된 대사산물, 즉 유기산을 통해 체내 대사가 잘 이루어지고 있는지를 분석하는 검사로 탄수화물, 지방산, 신경전달물질, 비타민B, 장내 미생물의 분석 등을 통해 몸에 부족한 것과 과다한 것을 평가하고 질병의 치료와 예방을 돕는다.

⑤ 음식 알레르기 검사(IgG 검사)

음식 알레르기가 있으면 음식을 영양분으로 흡수하지 못하고 과도한 면역반응을 일으키게 되는데 이 과정에서 장 손상이 발생해 장 누수 증후군이 생겼을 가능성이 높다.

⑥ 요소호기 검사(UBT 검사)

위장질환을 유발하는 헬리코박터 파일로리균의 유무를 검사한다.

⑦ 분변 칼프로텍틴 검사

장에 염증이 발생하면 세포 파괴의 결과로 칼프로텍틴이 분비되어 대변으로 나온다.

장 누수 증후군의 증상	장 누수 증후군으로 발생할 수 있는 질환
1. 소화불량(더부룩함)	1. 과민성 장
2. 변비, 설사	2. 궤양성 대장염 등 염증성 장 질환
3. 가스 팽만	3. 대장암
4. 두드러기	4. 만성피로증후군
5. 아토피	5. 당뇨병, 고지혈증 등 대사질환
6. 여드름	6. 비만
7. 건선	7. 뇌졸중
8. 우울증	8. 심장질환
9. 불면증	9. 아토피

장 누수 증후군의 증상	장 누수 증후군으로 발생할 수 있는 질환
10. 두통 11. 비만 12. 자가면역질환 13. 통증(관절통, 요통 등)	10. 건선 11. 자궁내막증, 자궁근종 12. 다발성 경화증 13. 셀리악병 14. 천식 15. 정신분열증, 발달장애, 자폐증

장 누수 증후군의 치료

장 누수 증후군의 근본적 치료는 점액코트를 회복하는 것이다. 따라서 미생물의 먹이가 될 수 있는 식물성 섬유소나 프리바이오틱스를 섭취하는 것이 무엇보다 중요하다.

① 야채, 해조류, 버섯 등 식이섬유를 많이 섭취한다.

② 발효식품을 매끼 섭취한다.

③ 글루텐이 함유된 밀가루 음식의 섭취를 피한다.

④ 면, 쌀 등 탄수화물의 양을 줄인다.

⑤ 생선, 계란, 고기 등 단백질은 매끼 섭취하되 적당량만을 먹는다.

⑥ 햄, 소시지 등 가공식품을 피한다.

⑦ 소식하고 여러 번 씹어 장의 부담을 줄인다.

⑧ 약물 섭취를 줄이고 질 좋은 유산균을 매일 먹는다.

⑨ 설탕, 유제품을 피한다.

⑩ 알레르기를 유발하는 음식을 먹지 않는다.

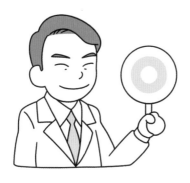

반드시 매끼 먹어야 할 식품

· 야채, 해조류, 버섯 등 식이섬유
· 발효식품
　(된장, 김치, 누카즈케, 요구르트, 치즈 등)
· 생선, 소량의 육류

가능한 한 적게 먹어야 할 식품

· 햄버거 등 패스트푸드
· 설탕, 유제품
· 정제되지 않은 곡류(현미, 오곡미 등)
· 국수 등 밀가루 음식
· 감자, 고구마, 토란(당질이 많기에)
· 과일

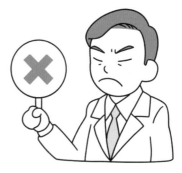

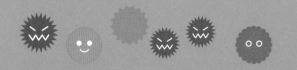

2장

유산균의 저력

:힘을 내요, 슈퍼파워

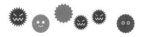

유산균이란 포도당, 유당을 발효하여 에너지를 얻고 유산 혹은 초산을 만드는 균을 말한다. 유산은 카르복실산기($COOH$)가 있어서 강력한 산성이며, 다른 부패균을 죽이고 음식이 상하지 않게 해 발효식품을 만든다. 일부 유산균은 천연 항균물질인 박테리오신을 만들어 잡균의 번식을 억제하여 발효식품의 장기 보존을 가능케 한다. 음식은 상온에 두면 2~3일이면 부패한다. 그러나 유산균과 유산균의 먹이인 프리바이오틱스가 음식에 있다면 발효한다. 김치, 청국장, 낫또 같은 발효식품을 먹으면 유산균, 프리바이오틱스를 섭취하게 되어 건강에 좋다.

유산균은 약 3천 종류가 알려져 있는데 모두가 유익균은 아니다.

포도당
유당 → 유산(젖산)
초산
(유산균 발효)

$$CH_3$$
$$H - C - OH$$
$$COOH$$

유산의 구조식

몸에 유익한 일부 유산균만이 프로바이오틱스에 속한다. 프로바이오틱스는 pro(호의적인)와 biotics(생명체)의 합성어로 우리 몸에 도움을 주는 미생물이라는 뜻이며, 항생제(antibiotics)의 반대 개념이다. 즉, 유산균이 아닌 다른 유익균까지 포함한 다양한 유익균을 말한다. 그러므로 유익균을 지칭할 때 유산균보다는 프로바이오틱스라는 용어가 더 정확하지만 일반적으로 혼용되고 있다. 유산균 중 프로바이오틱스인 것들을 '프로바이오틱스 유산균'이라고 부르는 것이 더 정확하다.

우리나라 식품의약품안전처에서 인정한 프로바이오틱스는 19종으로 대부분 유산균이다. 19종의 프로바이오틱스는 유산간균(락토바실러스) 11종, 유산구균(락토코커스) 1종, 장구균(엔테로코커스) 2종, 연쇄상구균(스트렙토코커스) 1종, 비피더스균 4종이다. 세계보건기구(WHO)에서는 유산간균과 비피더스균을 가장 이상적인 균으로 분

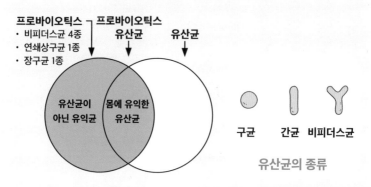

프로바이오틱스와 유산균의 관계

유산균의 종류

류하고 있다. 이외에 논문을 제출하고 허가받으면 사용할 수 있는 프로바이오틱스도 11종이 있다. 프로바이오틱스로 인정받기 위한 조건은 다음과 같다.

첫째, 생존율이 높아야 한다. 위산, 담즙산에 강해 살아서 장에 도달하는 비율이 높아야 한다.

둘째, 건강에 유익한 효과가 있어야 한다.

셋째, 독성이 없고 비병원성이어야 한다.

프로바이오틱스의 종류

퍼미큐테스 (후벽균)	유산간균 (락토바실러스)	가세리, 람노서스, 루테리, 불가리쿠스, 살리바리우스, 아시도필러스, 카제이, 카라카제이, 퍼멘텀, 플란타럼, 헬베티쿠스, 브레비스
	유산구균 (락토코커스)	락티스
	장구균 (엔테로코커스)	패시움, 패갈리스
	연쇄상구균 (스트렙토코커스)	써모필러스
액티노박테리아 (방선균)	비피도박테리움 (비피더스균)	락티스, 롱검, 브레베, 비피덤

*초록색 글씨는 핵심 프로바이오틱스

대표적인 프로바이오틱스의 기대 효과

균주		특징 및 기대 효과
락토바실러스	불가리쿠스	• 불가리아인의 장수 비결 • 면역, 항균물질 형성 • 변비, 설사 개선
	가세리	• 모유 유래 유산균 • 알레르기 완화

균주		특징 및 기대 효과
락토바실러스	아시도필러스	• 위산에 강해 생존력이 높다. • 항생물질 형성 • 궤양성대장염 및 질염에 활용
	플란타룸	• 김치 유래 유산균 • 가스 제거에 도움 • 우울증 완화 • 면역 조절, 항균물질 형성 • 아토피, 중이염, 포진바이러스 억제에 도움
	람노서스	• 소장과 질벽에서 관찰 • 여성의 질 건강에 도움 • 면역조절 효과 • 습진, 피부염 예방
	파라카제이	• 치즈에서 처음 분리 • 면역 조절 • 소아 아토피 피부염 예방 • 설사 완화 • 알레르기성 비염 완화 • 헬리코박터 파일로리균 증식 억제
비피도박테리움	롱검	• 건강한 아기의 장에 많은 유산균 • 항균물질 형성 • 설사와 알레르기 예방
	락티스	• 과민성장증후군 치료에 도움 • 면역세포 활성화 • 항생제 관련 설사에 도움

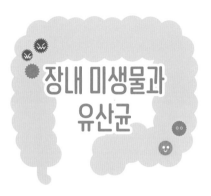

장내 미생물과 유산균

일반적으로 현대인은 야채를 적게 먹고 육류, 고지방식, 가공식품을 많이 먹어 장내 환경이 좋지 않다. 이런 음식들을 많이 섭취하면 유해균이 많아지고 대장암, 과민성 장, 염증성 장 질환, 장 누수 증후군이 생기기 쉽다. 이런 질환이 이미 생겼다면 채소 섭취를 늘리고 매일 프로바이오틱스를 복용하여 장내 유익균을 늘리도록 할 것을 권한다.

장내 미생물을 분석할 때 유익균, 유해균, 중간균의 경계는 모호해서 명확하게 구분되지 않는다. 경우에 따라 유익균이 유해균이 될 수도 있으며 유해균이 반드시 나쁘게 작용하는 것도 아니다. 중간균은 장내 미생물이 어떻게 구성되어 있는가에 따라 유익균이 되기도 하고 유해균이 되기도 해서 분명하게 나누어지지 않는다.

대장균은 장염을 일으키기 때문에 유해균으로 분류되지만 비타민 K를 생산하는 유익균이기도 하다. 헬리코박터 파일로리균은 위궤양, 위암을 일으키는 유해균이지만 식욕을 조절해 과식을 방지한다.

유익균과 유해균을 칼로 자르듯 명확하게 구분하기란 쉽지 않은 일이지만 장내 미생물의 주된 기능에 따라 분류했을 때 유익균, 유해균, 중간균의 비율이 2:1:7일 때가 가장 이상적이다.

장내 미생물의 비중과 특징 및 기능

비중	명칭	분류	특징 및 기능
1위 60.3%	퍼미큐테스 (후벽균)	중간균 /유익균	• 유산균 / 포도상구균 / 사슬알균 • 음식의 소화, 발효, 흡수를 돕는다. • 뚱뚱한 사람에게 비율이 더 높다.
2위 32.7%	박테로이데스 (의간균)	중간균	• 비정상적으로 늘어나면 감염증이 발생한다. 마른 사람에게 많다.
3위 3.8%	프로테오박테리아	유해균	• 대장균, 살모넬라, 헬리코박터, 비브리오 등의 병원균을 포함하며 신체 불균형과 병을 유발한다.
4위 2.4%	액티노박테리아 (방선균)	유익균	• 간균, 구균, 방선균 등 유익균

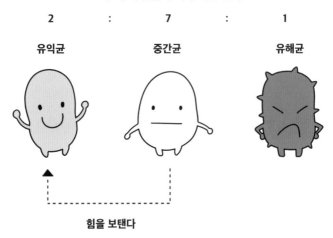

장내 미생물의 이상적인 균형

2   :   7   :   1

유익균   중간균   유해균

힘을 보탠다

다수파인 중간균은 유익균과 유해균 중 수가 더 많은 쪽의 편이다. 그러므로 항상 유익균이 우세한 환경을 유지하는 것이 중요하다. 유익균, 유해균, 중간균의 비율은 2:1:7이 바람직하고 1:2:7이 되면 장내 미생물의 균형이 무너진다.

장내 미생물의 균형은 연령에 따라 변한다. 신생아일 때는 어머니로부터 받은 미생물만을 가지고 있다가 이유기를 맞이하여 여러 음식을 먹게 되면 유해균이 출현하기 시작한다. 노년기에는 유익균은 줄고 유해균이 증가하는 경향이 두드러진다. 나이를 먹으면서 변비로 고생하는 사람이 많아지는 것은 이 때문이다.

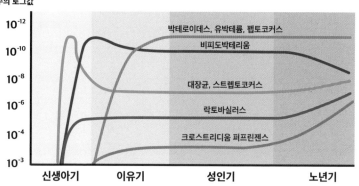

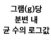

인간은 나이 듦에 따라 장내균총이 변화한다
나이에 따른 분변 세균총의 변화

그램(g)당
분변 내
균 수의 로그값

박테로이데스, 유박테륨, 펩토코커스
비피도박테리움
대장균, 스트렙토코커스
락토바실러스
크로스트리디움 퍼프린젠스

신생아기   이유기   성인기   노년기

노년이 되면서 유익균인 비피더스균이 감소하고 장내 환경이 악화된다. 노년에는 유해균인 대장균이 증가하기 때문에 유산균 섭취로 유익균을 보강해줄 필요가 있다.

출처 : Mitsuoka Tomotari, "Bifidobacteria and their role in human health", Journal of industrial microbiology 6.4 (1990) : 263-267

장내 미생물이 하는 일

1. 에너지 생산

사람이 하루에 필요로 하는 에너지의 10%는 장내 미생물 발효에 의해 생성된다.

2. 장 연동운동 증가

소화흡수를 촉진하고 노폐물의 배설을 원활하게 한다.

3. 장 점막 증식 항진

손상되었던 장 상피세포의 치유를 촉진한다.

4. 물질대사 조절

담즙, 콜레스테롤, 스테로이드 대사에 관여한다.

5. 신경전달물질 생산

세로토닌, 도파민, 렙틴 등 신경전달물질의 생성과 분비에 영향을 주어 뇌의 활동에 영향을 미친다.

6. 감염 방어

항균물질을 생산하여 병원균 증식을 억제한다.

7. 면역 활성화

IgA(면역글로블린)을 생산하고 탐식세포를 활성화해 면역을 활성화한다.

장내 미생물의 기능	
1. 단쇄지방산 생산	6. 감염 방어
2. 신경전달물질 생산	7. 면역력 활성화
3. 장 연동운동 촉진	8. 비타민 생성
4. 손상된 장 세포의 치유 촉진	9. 영양소 흡수, 배고픔과 포만감 신호
5. 물질대사 조절	10. 해독, 염증 억제

장내 미생물 환경의 개선이 필요하다

건강상 이상이 있는 사람들은 분변 미생물 검사를 하면 유해균 비율이 높은 장내 미생물 혼란 상태에 있다. 악화된 장내 미생물 환경을 인위적으로 개선해주면 많은 환자의 증세가 호전된다.

분변미생물 이식(Fecal Microbiota Transplantation, FMT)

코알라는 새끼들이 젖을 떼고 이유식을 할 때가 되면 어미가 자신의 대변을 새끼들에게 먹인다. 코알라의 주식인 유칼립투스 잎의 독을 해독할 수 있는 어머니의 장내 미생물을 새끼에게 먹여 이식시키는 것이다. 역사적으로는 4세기 때 중국 동진에서 한의사 갈홍이 만성설사를 하는 환자들에게 대변을 걸러낸 맑은 물인 일명 '황

룡탕'을 먹여 효과를 많이 보아 명의로 알려졌다는 기록이 있다.

항생제를 오래 쓰면 장내 유해균뿐 아니라 유익균도 함께 죽어 위막성 장염(클로스트리디움 장염)이 생기기 쉽다. 1959년 아이스만(Eiseman)이 사망률이 30%에 달하는 중증 재발성 위막성 장염 4예에서 분변미생물 이식을 하여 모두 치료한 이래 현재 재발성 위막성 장염 환자에게는 분변 미생물 이식이 가장 중요한 치료법이 되었다. 궤양성대장염, 비만, 만성설사 환자에서도 효과를 보고 있다. 질병이 없는 건강한 사람의 분변을 걸러내서 건강한 미생물이 담긴 맑은 물을 이식하는 방법인 분변 미생물 이식은 앞으로 장 건강의 10대 이슈이며, 장 질환 환자에게 희망이 될 것이다.

분변미생물 이식법

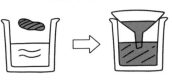

당일 아침 대변을
회수해 생리적
식염수에 녹인다

2mm, 0.3mm
금속체로
두 번 거른다

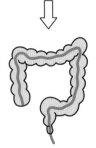

맑은 분변을
대장내시경으로
맹장에 주입한다

프로바이오틱스 섭취

분변미생물 이식이 가장 큰 효과를 볼 수 있는 방법이지만 아직 질병이 발생하지 않았거나 증세가 가볍다면 프로바이오틱스 섭취와 식습관 개선만으로도 충분한 효과를 볼 수 있다. 건강이 악화되기 전에 예방 차원에서 프로바이오틱스를 섭취하는 것이 가장 바람직한 방법이다.

생활요법

식이요법, 운동, 수면, 명상, 전원생활 등 생활 전반의 습관과 환경을 개선하면 장내 환경이 좋아진다. 습관 하나하나가 모여 우리 몸을 만든다. 어떤 습관이 좋은 습관인지 누구나 알고 있지만 막상 실천하기는 어렵다. 5장을 참고하여 올바른 습관에 대해 다시 한번 알아보고 올바른 생활습관을 가지도록 노력해보자.

면역력을
증가시키는 유산균,

질병 예방과 건강 유지는 물론, 투병에 있어서도 면역력은 가장 중요한 요소이다. 모든 질환의 1차 방어선도, 최후의 보루도 바로 면역력이기 때문이다. 면역 기능의 대부분을 담당하는 장이 건강하지 못하면 면역력은 극도로 약해지고 건강 전체를 위협할 수 있다.

우리 장에는 약 100조 개의 미생물이 살고 있는데, 건강한 장을 만들기 위해서는 미생물의 균형이 무엇보다 중요하다. 문제는 나이가 들수록 유익균은 줄고 유해균이 증가해 균형이 깨진다는 것이다. 따라서 유익균을 꾸준히 늘릴 필요가 있다. 유산균은 대표적인 유익균이다. 유산균은 우리 몸의 면역체계가 제대로 돌아갈 수 있도록 돕는 중요한 역할을 한다. 우리 몸에는 세균, 이물질, 암세포 등과 싸우는 림프구가 존재하는데, 유산균이 림프구의 활동력을 강화한다. 그러므로 유산균은 면역력을 떠받치는 가장 중요한 기둥이다.

유산균이 1857년 프랑스 과학자 파스퇴르에 의해 처음 발견되었을 때는 유해균으로 여겨졌다. 프랑스는 세계에서 가장 유명한 와인 생산국으로 맛 좋은 와인을 생산하는 것이 매우 중요한 일이었다. 와인의 발효가 잘못되어 시어버리면 팔지 못하고 그대로 손해를 보는 것이었는데, 파스퇴르가 포도주의 맛을 시게 하는 것이 유산균이라는 사실을 밝혀냈다.

1905년이 되어서야 파스퇴르의 제자였던 메치니코프(Ilya Ilyich Mechnikov)에 의해 유산균의 유익성이 처음으로 알려졌다. 메치니코프는 장수하는 인구가 많은 불가리아와 코카서스 지역에서 요구르트를 즐겨 먹는다는 점에 주목했다. 요구르트에 함유된 유산균이 인체의 노폐물이나 외부에서 침입한 세균을 제거한다는 것을 발견하고 유산균을 섭취하여 유해균을 제어할 수 있다고 했다. 이후에도 유산균의 장운동 조절, 소화흡수의 촉진, 변비 방지, 콜레스테롤 분해 등의 효과가 밝혀지면서 유산균의 유용성은 더욱 커지고 있다.

유산균의 일반적인 효능

1. 항균 작용
   - 천연 항균물질인 박테리오신과 유기산을 분비해서 유해균을 억제한다.
   - 장관을 산성으로 만들어 유해균이 살기 힘들게 한다.
   - 결과적으로 유익균 수가 유해균 수보다 많아지게 한다.

2. 정장 기능 : 장을 청소해준다.

3. 면역력 향상

4. 변비, 설사 개선

5. 콜레스테롤 및 혈당 강하

6. 장벽 강화, 장 투과성 감소

7. 염증성 분자 리포다당류 감소

8. 뇌 성장호르몬 BDNF 증가

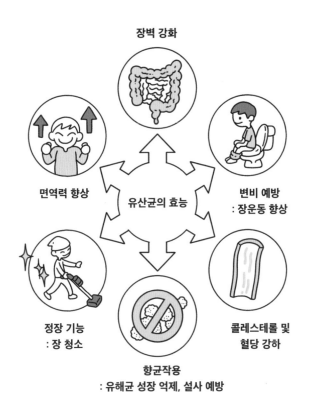

장벽 강화

면역력 향상

변비 예방
: 장운동 향상

유산균의 효능

정장 기능
: 장 청소

콜레스테롤 및
혈당 강하

향균작용
: 유해균 성장 억제, 설사 예방

지금은
유산균 처방시대

바야흐로 유산균의 춘추전국시대다. 건강에 대한 관심이 높아지면서 영양제를 섭취하는 사람들이 크게 늘었다. 다양한 영양소로 채워져 있는 종합영양제를 선택하는 경우가 가장 많고, 자신에게 필요한 성분만 선택해 먹기도 한다. 특히 최근 들어서는 비타민보다 유산균을 섭취하는 이들이 더 많을 정도로 유산균에 대한 관심이 높아지고 있다.

이제 더 이상 프로바이오틱스란 말이 낯설지 않다. 안타까운 것은 프로바이오틱스를 섭취하는 사람은 많지만 유산균의 홍수 속에서 어떤 제품을 어떻게 섭취해야 하는지, 기본적인 선택의 기준을 모르고 있는 이들이 대부분이라는 것이다. 보장 균수는 1억부터 몇 백 억 마리까지 다양해 투입 균수와 보장 균수를 구별 못하는 일반인은 도무지 어떤 기준으로 선택해야 하는지 막막하다. 1만 원부터 30만 원까지 천차만별인 가격도 고민을 더하는 요소다.

알고 먹자, 유산균

우선 유산균, 유익균 등에 관한 올바른 이해가 필요하다. 그다음 좋은 유산균 제품을 고르고 그중에서 자신에게 맞는 유산균을 제대로 복용하는 방법까지 습득한다면 장 건강에 한 걸음 더 다가가게 될 것이다.

첫째, 투입 균수보다 보장 균수를 확인해야 한다.

유산균을 선택할 때 가장 먼저 따져보아야 하는 것이 보장 균수

(CFU)이다. 보장 균수는 장까지 살아서 도달하는 균의 수를 의미한다. 제품에 투입된 총 균수를 의미하는 투입 균수와는 의미가 다르다. 우리나라 식약처에서는 하루 1~100억 마리의 보장 균수를 섭취하도록 권장하고 있다.

둘째, 무조건 다양한 종류보다 핵심 균주가 포함되어야 한다.

여러 가지 균주가 포함되어 있으면 다양한 효과를 얻을 것 같지만 우려하는 목소리도 있다. 락토바실러스나 비피도박테리움 등의 핵심 균주로 구성된 제품을 선택하는 것이 더욱 현명하다. 다만 2개월 이상 섭취해도 아무런 개선 효과가 없다면 다른 종류의 균이 포함되어 있는 제품으로 바꿔보는 것을 권한다.

셋째, 저렴한 가격이 유산균 선택의 기준이 되지 말아야 한다.

유산균 제품의 가격은 천차만별이다. 가격이 다소 높더라도 원료의 출처가 분명하고, 특허받은 균주를 전문가가 책임지고 선택하여 제조한 제품을 선택해야 한다.

넷째, 프리바이오틱스까지 들어 있는 제품을 선택한다.

프로바이오틱스 유산균의 먹이가 되는 프리바이오틱스가 함께 있는 물질을 신바이오틱스(synbiotics)라 부른다. 대개 제품 성분표를 확인하여 프락토올리고당, 갈락토올리고당, 말토덱스트린, 이눌린 같은 프리바이오틱스 성분이 포함되어 있는 제품을 선택하는 것이 좋다.

▶ 식물성 유산균 vs. 동물성 유산균

식물성 유산균은 김치, 된장, 청국장과 같은 식물성 식품에서 추출하여 배양된 유산균을 말한다. 짜고 산성이 강한 환경에서 성장하기 때문에 위산, 담즙산 등의 소화액에 잘 죽지 않는다. 죽지 않고 살아서 장에 도달하는 비율이 무려 80~90%로 추정되고 있다. 반면 동물성 유산균은 요구르트, 치즈 등에서 배양된 유산균으로 장 도달 비율이 10~20% 수준으로 낮게 추정된다. 장 정착률도 식물성 유산균이 동물성 유산균에 비해 3.8배 높다.

동양인의 장은 서양인에 비해 30cm 정도 더 길기 때문에 더 많은 유익균이 필요하다. 김치, 된장국, 청국장 등 식물성 유산균을 함유한 식품을 수시로 섭취하고 프로바이오틱스와 프리바이오틱스를 꾸준히 섭취해 장내 환경을 안정적으로 유지하는 것이 꼭 필요하다.

▶ 생균제제 vs. 사균제제

생균제제는 살아 있는 유산균을 직접 과립화하여 만든 제제를 말하며, 섭취하면 살아서 장까지 도달해 증식한다. 사균제제는 유산균을 배양한 뒤 동결건조하여 과립형으로 만든 제품으로, 섭취하면 유산균의 대사산물이 장에 유익한 작용을 하며 살아 있는 유산균의 먹이가 된다. 사균제제는 적은 양으로도 많은 수의 유산균을 섭취할 수 있는 장점이 있다.

▶ 유산균 생존, 코팅만이 정답일까?

우리가 섭취하는 유산균은 대개 섭취한 양의 20~30%만 살아서 장에 들어간다. 장까지 최대한 많은 양의 유산균이 살아서 도달할 수 있도록 하기 위해 취한 방법이 바로 유산균을 코팅하는 것이다. 일반적으로 유산균이 대장까지 도달하려면 2~3시간이 소요된다. 그러나 유산균의 코팅이 완전히 벗겨지려면 6시간이 소요된다. 대장에 도착한 이후로도 무려 3~4시간을 코팅된 채로 있어야 하는 것이다. 더구나 코팅된 채 대장까지 내려왔다는 것은 유산균이 위와 소장에서는 아무런 작용을 하지 못했다는 뜻이다. 그래서 무조건 3중, 4중으로 코팅하는 것만이 해답은 아니다.

이론적으로는 동물성 유산균의 장 도달 비율이 낮기 때문에 코팅을 하고, 식물성 유산균은 코팅이 필요 없을 것으로 보인다. 따라서 동물성과 식물성을 한 캡슐에 담되, 동물성 유산균만 코팅을 하고 식물성은 생균 자체로 담는 것이 좋겠지만 지금까지의 기술력으로는 여전히 한계가 있다. 이 부분에 있어서 앞으로도 더 많은 고민과 연구가 필요하다.

▶ 유산균의 먹이가 되는 프리바이오틱스

유산균이 기를 쓰고 장까지 살아서 간다고 해도 그게 끝이 아니다. 장에 정착해 활동을 하려면 먹이가 있어야 한다. 이때 필요한 것이 바로 프리바이오틱스(prebiotics)이다. 프리바이오틱스는 유산균의 먹이가 되는 만큼 제대로 먹는다면 유산균의 수를 늘릴 수 있다. 먹이를 잘 먹고 자란 유산균은 최대 1000~2500배까지 증식이 가능하다. 이처럼 프리바이오틱스는 장내 환경을 개선하는 데 매우 긍정적인 역할을 한다.

단, 프리바이오틱스가 되기 위해서는 다음 2가지 조건을 충족해야 한다.

첫째, 위나 소장에서 소화가 잘되지 않고 대장까지 갈 수 있어야 한다.

둘째, 대장에서 유산균에 의해 발효가 가능해야 한다.

이 2가지 조건을 모두 충족하는 것이 바로 식이섬유, 올리고당, 베타글루칸, 말토덱스트린, 이눌린 같은 성분이다. 식이섬유는 변의 부피를 크게 만들어서 변비를 예방해주고, 독소를 흡착해서 빨리 몸 밖으로 내보내며, 대장 미생물의 먹이가 되어 유익균을 증식시키는 역할을 한다. 주로 과일과 채소 등이 식이섬유를 보충할 수 있는 식품이다.

올리고당은 설탕과 달리 위나 소장에서 소화되지 않고 대장에서 유산균, 특히 비피더스균의 먹이가 된다. 설탕처럼 달기 때문에 대체식품으로 사용하면 일석이조다. 프락토올리고당과 갈락토올리고당이 대표적이다.

프리바이오틱스가 프로바이오틱스 제품에 포함되어 있지 않더라도 음식으로 섭취할 수 있다. 대표적으로 발효식품에는 프로바이오틱스와 그 먹이가 되는 프리바이오틱스가 함유되어 있어 장 건강에 아주 유익하다.

우리가 즐겨 먹는 김치, 된장, 청국장을 비롯해 요구르트, 치즈, 삭힌 홍어 등이 발효식품이다. 필자는 외부 식당에서 식사를 할 때면 가급적 청국장, 된장, 김치, 삭힌 홍어 등의 발효식품을 찾아 먹으려고 노력한다. 이러한 습관이 모여 장내 미생물 환경을 바꾸게 되고, 결국 좋은 장 건강을 얻게 되는 것이다.

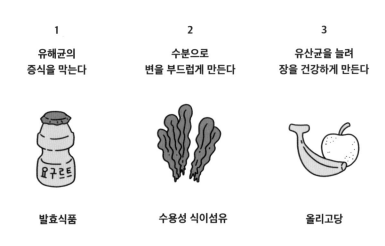

1
유해균의
증식을 막는다

발효식품

2
수분으로
변을 부드럽게 만든다

수용성 식이섬유

3
유산균을 늘려
장을 건강하게 만든다

올리고당

유산균 섭취 가이드

유산균은 유해균을 억제하고 유익균의 활동을 도와 건강한 장을 만든다. 장이 건강해진다는 것은 곧 면역력이 강해진 다는 것과 같다. 넘쳐나는 유산균 제품 중에서 좋은 유산균을 찾아 선택했다면 어떻게 복용해야 효율적인지도 알아야 한다.

▶ 누가 섭취해야 할까?

유산균은 남녀노소 누구나 복용해도 좋지만 특히 꼭 먹어야 할 사람들이 있다. 장 관련 질환을 가지고 있는 사람은 물론이고 항생제를 복용하는 사람, 비만인 사람, 당뇨 등 만성질환을 가지고 있는 사람, 우울증이 있는 사람이 유산균을 꾸준히 섭취하면 도움을 받을 수 있다. 더 구체적으로 열거하면 다음과 같다.

- 변비, 과민성 장 증후군, 궤양성 대장염, 크론병 등 장 질환 환자
- 위염, 위궤양 환자 : 헬리코박터 파일로리균을 제압하여 위암으로 발전되지 않게 한다.
- 당뇨, 고혈압, 비만 등 대사질환 환자
- 암 환자 : 면역 기능을 올려준다.
- 질염, 방광염에 자주 걸리는 여성 : 질 유산균이 회복되어 세균의 침입을 막는다.
- 항생제를 복용하는 사람 : 항생제가 죽인 장내 유익균을 보충해준다.
- 알레르기 등 자가면역질환 환자
- 우울증, 조울증 등 정신질환 환자

- 임산부

- 배앓이를 자주 하는 어린이

- 노년 : 노년이 되면 유익균인 비피더스균이 현저히 줄어든다.

- 만성피로나 스트레스에 시달리는 사람(수험생, 직장인 등)

언제 복용할까?

유산균을 식전, 식후, 공복 시 등 언제 먹어야 하는지는 의견이 분분하다. 하지만 2001년 서울대 의대 논문에 의하면 유산균 발효유를 공복 시에 섭취한 그룹과 식사 시에 섭취한 그룹의 장내 유산균에는 큰 차이가 없었다. 그러므로 공복 시, 식사 시 등 아무 때나 섭취해도 무방하다. 경구 섭취한 유산균의 평균 50% 이상이 살아서 십이지장까지 도달할 것으로 생각된다. 다음 표에서 더 구체적으로 그 수치를 확인할 수 있는데 유산균을 공복 시에 섭취하든 식사 중에 섭취하든 위에서 십이지장으로 넘어가는 유산균의 수는 비슷하다. 그러니 어느 때에 먹든 상관없다. 하지만 필자는 위산 분비가 적으며 규칙적으로 먹기 쉬운 기상 직후에 섭취하는 것을 권하고 있다.

유산균발효유를 공복과 식사 때 섭취한 후 위에서 십이지장으로 평균 통과량

	비피도박테리움 롱검	락토바실러스 아시도필러스	스트렙토코커스 써모필러스
공복 시 섭취	39%	59%	48%
식사 시 섭취	47%	59%	49%

출처 : 발효유를 섭취한 사람의 위 내용물에서 시간에 따른 유산균 수의 변화와 생존 유산균의 위 통과량
측정, 서울대학교 의과대학 내과학교실, 대한소화기학회지, 2001 ; 37:82-89

어떤 제품을 선택할까?

유산균을 고를 때는 딱 4가지만 알고 있으면 된다.

첫째, 유산균의 먹이인 프리바이오틱스가 포함되어 있는지 확인
한다.

둘째, 한국인에게 맞는 한국형 유산균인지 확인한다. 한국인과
서양인의 장내에 존재하는 미생물에는 차이가 있다. 같은 종류의
유산균이라고 하더라도 유전자가 달라 서구에서 수입한 유산균보
다 한국형 유산균이 우리에게 더 적합하다.

셋째, 복합 균주 제품을 선택한다. 소장에서는 락토바실러스가,
대장에서는 비피도박테리움이 주로 서식한다. 따라서 락토바실러

스계의 유산균과 비피도박테리움계의 유산균이 골고루 포함된 제품을 선택하는 것이 좋다.

넷째, 제품에 표기된 기대효과를 살펴보고 자신에게 맞는 제품을 선택한다. 비타민을 먹을 때 비타민A, 비타민C, 비타민E 등을 골라서 먹는 것처럼 유산균도 필요에 따라 골라 먹으면 더 유익하다. 기대효과를 표시할 수 없는 제품도 있으니 몇 가지 균주를 알고 있으면 도움이 된다.

국내 건강기능식품의 분류 및 표시

의약품	식품		
	건강기능식품		일반식품 건강식품 포함
의약품 의약부외품	고시형 (일반기능형)	개별인정형 (기능성표시식품)	

	고시형	개별인정형
건강기능식품 공전 등재 여부	건강기능식품공전에 등재	건강기능식품공전에 등재 안 됨
심사 유무	별도의 인정절차 없음	사업자가 안정성, 기능성 자료를 제출해서 식약처에서 별도로 인정
프로바이오틱스 종류	19종	11종(논문, 자료 제출 필요)
기능성 표시 가능 여부	불가능	가능 예) 비만, 여성 질 건강, 다이어트

유산균은 국내건강기능식품에 속하며 고시형과 개별인정형이 있다. 고시형은 기능성 표시가 불가능하고, 개별인정형은 기능성 표시가 가능하다.

기능성 유산균제품인 해외 제품의 균주와 구성 이유(예시)

기대효과	균주	구성 이유
면역 및 소화에 도움 (7종)	락토바실러스 아시도필러스 락토바실러스 살리바리우스 락토바실러스 플란타룸 락토바실러스 람노서스 비피도박테리움 비피덤 비피도박테리움 락티스 스트렙토코커스 써모필러스	소장에 풍부한 락토바실러스균과 대장에 풍부한 비피더스균을 섞어서 구성
질 감염 예방 (6종)	락토바실러스 아시도필러스 락토바실러스 플란타룸 락토바실러스 파라카제이 락토바실러스 가세리 비피도박테리움 락티스	질에 많이 산다고 알려진 락토바실러스균을 주로 구성하고, 여성이 흔히 겪는 변비를 해소하기 위해 비피더스균 1종을 첨가
과민성 장 증후군 (4종)	락토바실러스 아시도필러스 락토바실러스 플란타룸 비피도박테리움 롱검 비피도박테리움 브레브	과민성 장 증후군 증상 개선효과가 보고된 균들로 구성

유산균은 하루에 얼마나 섭취해야 할까?

우리 몸에 이로운 유익균이기 때문에 많이 섭취할수록 더 좋은 건 아닌지 궁금해하는 경우가 있다. 결론부터 말하자면 아무리 좋은 유익균이라고 해도 무조건 많이 섭취하는 것은 좋지 않다. 유산균을 과다하게 섭취하다 보면 오히려 설사나 가스 팽만을 유발할 수 있으니 하루 섭취 권장량 안에서 섭취할 것을 권한다.

식약처에서는 하루에 보장 균수 100억 마리를 넘지 않게 섭취하도록 권장하고 있다. 또한 하루 한 번 먹는 유산균도 있고 두세 번 먹는 유산균도 있는데, 여러 번 섭취해야 하는 제품은 번거롭고 섭취하는 것을 잊어버릴 수 있어 가급적 1일 1회 복용하는 유산균을 섭취할 것을 추천한다.

3장

각종 질병과
유산균

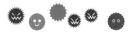

　유산균은 장의 기능을 활성화하고 가벼운 변비, 설사에서부터 암에 이르기까지 다양한 질환의 개선에 관여한다. 무엇보다 면역력 강화에 큰 도움이 된다는 사실이 알려지면서 주목받고 있다. 실제로 식품의약품안전처가 2019년 발표한 자료에 따르면, 2018년 국내 건강기능식품 매출액에서 유산균 제품이 홍삼을 제치고 2위를 차지할 만큼 유산균에 대한 관심은 날로 높아지고 있다.

　각종 질병 예방 효과가 있어 현대판 불로초로 통하는 유산균은 장에 정착하지 못하고 3일이면 배출되므로 꾸준하게 섭취하는 것이 중요하다. 요구르트, 김치, 청국장, 홍어 같은 식품으로도 섭취가 가능하지만 많은 양을 먹어야 하고, 이들 식품은 나트륨 함량이 높은 경우가 많아 주의가 필요하다. 그래서 등장한 대안이 바로 유산균 제품이다. 그러나 유산균의 효과만 믿고 안 좋은 생활습관을 되풀이하면 유산균의 효과가 반감되므로 좋은 생활습관을 갖는 것이 중요하다.

유산균을 섭취하면 증상 개선 효과가 있는 여러 질환

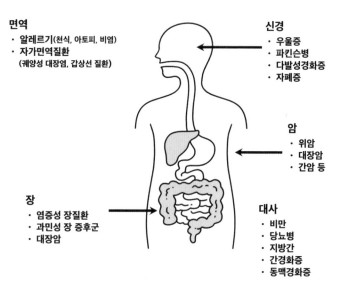

면역
· 알레르기(천식, 아토피, 비염)
· 자가면역질환
  (궤양성 대장염, 갑상선 질환)

신경
· 우울증
· 파킨슨병
· 다발성경화증
· 자폐증

암
· 위암
· 대장암
· 간암 등

장
· 염증성 장질환
· 과민성 장 증후군
· 대장암

대사
· 비만
· 당뇨병
· 지방간
· 간경화증
· 동맥경화증

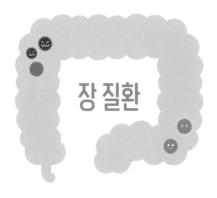

장 질환

과민성 장

▶ 원인

스트레스로 인한 과식, 육류 과다 섭취

▶ 증상

장 연동운동의 이상(연동운동 증가 시 설사, 연동운동 감소 시 변비)

▶ 치료

소식, 유산균 복용, 명상, 걷기 등 운동, 약 복용

과민성 장은 대한민국 성인의 10%, 수험생의 20% 이상에서 나타나는 흔한 질환이다. 대장암, 궤양성 대장염 등 특별한 장 질환

없이 복통, 설사, 변비, 복부팽만 등의 증상이 나타난다.

과민성 장은 크게 변비형, 설사형, 변비·설사 반복형, 가스형 등 4가지 유형으로 나눌 수 있는데 이 중 가장 흔한 유형은 설사형이다. 주로 긴장이나 압박으로 인해 증상이 심해지고, 증상으로 인한 스트레스가 더해지는 악순환이 반복된다. 복통 역시 과민성 장의 가장 흔한 증상 중 하나다. 특히 왼쪽 아래 복부가 아픈 경우가 많은데 보통은 배변을 하고 나면 통증이 사라진다.

대부분의 유익균은 담즙산과 췌장액에 취약하기 때문에 이담소화제 분비를 자극하는 과도한 육류 섭취를 줄이고 식물성 섬유소 섭취를 늘리는 등 식생활에 변화를 주어야 한다. 더불어 생과일, 우유, 고지방 식품, 카페인, 밀가루, 과당이 함유된 음료수, 술 등은 과민성 장을 악화시킬 수 있으니 가능한 한 섭취를 줄인다.

마지막으로 과민성 장 환자는 일반인에 비해 유익균이 절반으로 감소되어 있고 유해균은 증가되어 있기 때문에 꾸준한 유산균 섭취가 필수다.

과민성 장

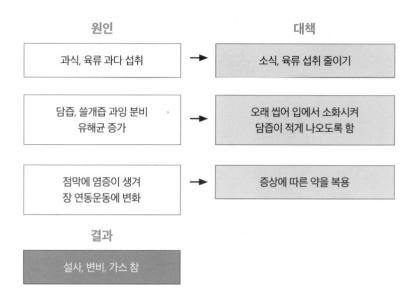

원인

과식, 육류 과다 섭취

담즙, 쓸개즙 과잉 분비
유해균 증가

점막에 염증이 생겨
장 연동운동에 변화

대책

소식, 육류 섭취 줄이기

오래 씹어 입에서 소화시켜
담즙이 적게 나오도록 함

증상에 따른 약을 복용

결과

설사, 변비, 가스 참

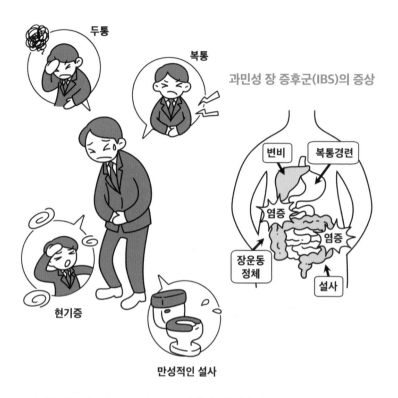

두통

복통

과민성 장 증후군(IBS)의 증상

변비

복통경련

염증

장운동
정체

염증

설사

현기증

만성적인 설사

과민성 장 환자는 장 누수 증후군으로 장에 염증이 생겨 장운동 정체, 설사, 변비, 복통 등이 생긴다.

저 포드맵 식이

가스형 과민성 장인 경우 소화불량으로 소장의 운동기능이 저하되어 가스가 차고 배가 더부룩해지면 소장 내 세균이 과다 증식할 확률이 높다. 이런 때는 저 포드맵 식이(low FODMAP diet)를 할 것을 권한다. '저 포드맵 식이'란 발효당(Fermentable), 올리고당(Oligosaccharide), 이당류(Disaccharides), 단당류(Monosaccharides)와 당알코올(Polyols)의 섭취를 줄이는 식사법을 말한다. 이 성분들은 탄수화물의 일종으로 장에서 분해, 흡수가 잘 이루어지지 않고 발효되며 장내 미생물의 먹이가 된다.

하지만 과민성 장 환자들은 장내 미생물 균형이 깨져 유해균이 유익균보다 많은 상태이기 때문에 유해균이 더 증식하기 쉽다. 유해균이 증식하면 가스를 생성하고 설사나 복통 등 과민성 장의 증상이 악화된다.

포드맵을 많이 함유하고 있는 식품, 즉 피해야 할 음식은 사과, 수박, 우유, 콩, 생양파, 생마늘, 브로콜리, 양배추, 견과류, 카페인, 밀가루, 과당이 함유된 음료수, 자일리톨, 솔비톨 등이 있다. 먹어도 좋은 음식은 바나나, 딸기, 귤, 당근, 고구마, 감자, 토마토, 올리브오일, 소금, 유당제거 우유 등이다.

저 포드맵 식이에 적합한 음식

과일	채소	곡류	유제품	양념 및 조미료
바나나	당근	글루텐 프리	유당제거 우유	올리브 오일
오렌지	고구마	제품		들기름
딸기	감자			
귤	토마토			

염증성 장 질환

일본 총리 사상 가장 오래 집권했던 아베는 2020년 8월 28일 기자회견에서 돌연 사임 의사를 밝혀 전 세계를 놀라게 했다. 궤양성 대장염 때문이었다. 궤양성 대장염은 크론병과 함께 대표적인 염증성 장 질환에 속한다. 장내 점액코트가 얇아져 체내로 침입하는 유해균과 독소에 면역계가 과잉 반응하면 장에 염증이 생긴다. 염증성 장 질환은 이러한 장관 내의 비정상적인 만성 염증이 호전과 재발을 반복하는 질환이다. 발병 시 삶의 질을 크게 떨어뜨리고 대장암 발생률을 4배에서 많게는 20배까지 높이는 위험성도 갖고 있다. 불과 20~30년 전만 해도 흔하지 않은 질환이었지만 이제는 흔한 병이 되었으며 최근까지 계속 증가 추이를 보인다. 건강보험심사평가원 자료에 따르면, 염증성 장 질환으로 병원을 찾은 환자는 2016년 5만 7416명에서 2020년 7만 3959명으로 약 28% 증가했다.

궤양성 대장염

▶ 원인

육류 섭취 증가, 식물성 섬유소의 섭취 감소로 인한 장내 환경 악화

▶ 증상

혈변, 설사, 점액변, 복통, 잔변감 등

▶ 치료

식이요법, 약물요법, 유산균 섭취

궤양성 대장염은 대장 점막에 여러 개의 작은 궤양이 생기며 염증을 일으키는 질환이다. 90% 이상의 환자에서 혈변이 나타나고 설사, 점액변, 복통, 배변 후 잔변감 등의 증상이 있다.

궤양성 대장염의 원인은 아직 명확하게 밝혀지지 않았다. 다만 일본에 거주하고 있는 일본인보다 유럽으로 이주한 일본인에게서 많이 발병하는 것으로 보아 식이가 큰 영향을 미치는 것으로 생각된다.

과거에는 궤양성 대장염의 치료가 증상 완화에 목적을 두었다면 이제는 획기적인 치료법을 시도하고 있다. 바로 '분변 미생물 이식(FMT)'이다. 호주 뉴사우스웨일스대학교의 연구 결과에 따르면 궤양성 대장염 환자 81명에게 대변 미생물 이식을 한 결과, 4명 중 1명에서 증상이 사라지며 장내 상피세포가 회복되고 크게 좋아지는 것으로 나타났다고 발표했다.

또한 염증성 장 질환은 그 어떤 질환보다 프로바이오틱스의 효과가 잘 입증되고 있다. 락토바실러스 네 종류(아시도필러스, 플란타룸, 파라카제이, 불가리쿠스)와 비피도박테리움 세 종류(롱검, 인판티스, 브레베), 스트렙토코커스 써모필러스 등의 유익균을 섭취하는 것이 효과적이다. 증상이 악화되었을 때는 물론이고 증상이 완화된 후 재발 방지에도 효과가 있다. 해외 논문에서는 유산균제제를 투여하여 92.8%에서 증상이 완화되고(대조군 36.4%), 1년 내 재발률 21.4%를 보여 월등한 효과를 보였다. 프로바이오틱스 제품을 꾸준히 섭취할 것을 강력히 추천한다.

유해균과 염증성 장 질환의 관계

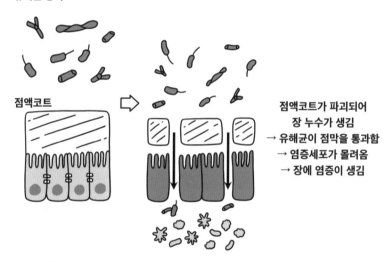

유전적 요인 또는 육류 섭취 증가, 항생제 복용 등으로 장내 유해균이 증가하여 장내 세균총의 혼란이 일어난다. 점액코트가 파괴되고 유해균이 점막에 노출되면 점막의 밀착결합이 파괴되어 장 누수가 일어나고 유해균이 점막 아래 혈관 속으로 들어간다. 그러면 마크로파지, 수지상세포가 급격히 파견되고, 임파구가 몰려들어 장염, 궤양성대장염 등 염증성 장 질환이 시작될 수 있다.

크론병

▶ 원인

식물성 섬유소의 섭취 감소, 육류 섭취 증가, 스트레스

▶ 증상

혈변, 설사, 점액변, 복통, 배변 후 잔변감, 배변 긴박감, 야간 설사, 장 천공, 소화관에 광범위한 염증 등

▶ 치료

항염제, 스테로이드, 면역조절제, 생물학 제제, 항생제 치료를 하고 프로바이오틱스를 복용하면 점막 장벽을 견고하게 하고 과잉 면역반응을 억제하여 염증을 가라앉힌다.

크론병은 궤양성 대장염과 증상이 유사하지만 궤양이 대개 점막에 국한된 궤양성 대장염과 달리 크론병의 궤양은 근층, 장막 같은 장의 깊숙한 곳까지 침범하며 때때로 천공이 발생하기도 한다. 궤양성 대장염에 비해 발병 범위가 넓고 궤양이 깊어 치료가 더 어렵다.

점액코트가 붕괴되면 장 누수 증후군이 발생하고, 점막의 틈 사이로 침투한 세균을 면역세포들이 공격하게 된다. 이 과정에서 면

역이 과잉되어 자신의 세포까지 공격함으로써 염증을 유발한다는 자가면역질환설이 정설로 받아들여지고 있다.

크론병은 어릴 때 발생할수록 예후가 좋지 않다. 따라서 프로바이오틱스를 어렸을 때부터 꾸준히 복용하여 장 건강을 유지하는 것이 좋다. 양병원에서도 청소년 환자에게 프로바이오틱스를 복용하도록 하면 염증성 장 질환에 도움이 되는 것을 확인할 수 있었다. 꾸준한 프로바이오틱스 복용으로 장내 미생물의 균형을 잘 유지하면 장의 상피세포에서 점액 분비를 촉진해 점막 장벽을 견고하게 하여 염증성 장 질환 환자의 치료에 큰 도움이 된다. 또 T세포 분화를 제어해 과잉면역반응을 억제하는 효과도 볼 수 있다.

변비

▶ 원인

식물성 섬유소 섭취 부족, 수분 섭취 부족, 운동 부족, 약한 복근(노인성 변비), 변의 묵살, 아침 식사 거르기, 정신적 요인, 변비를 유발하는 의약품 복용

▶ 증상

3일 이상 변을 못 보거나 변을 보더라도 양이 35g 이하로 매우 적

거나 변이 딱딱하고 배변 시간이 20분 이상 넘어간다.

▶ 치료

복부 마사지, 관장, 변비약 복용, 유산균 복용, 프리바이오틱스 섭취 등

변비는 너무 흔한 질병이다 보니 변비약은 많이 팔리는 의약품 10위 안에 들어간다. 하지만 그 괴로움은 이루 말로 설명할 수 없

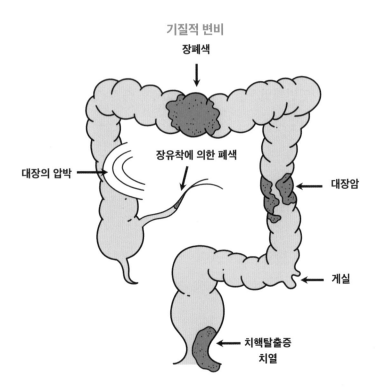

기질적 변비
장폐색

장유착에 의한 폐색

대장의 압박

대장암

게실

치핵탈출증
치열

다. 변비만 해결해도 무기력한 생활에 활력이 생기고, 면역 기능도 많이 향상된다. 질병으로 인해 변비가 발생할 수도 있지만 대장암, 장폐색, 치열, 치질 등 변비가 원인인 질병도 있다.

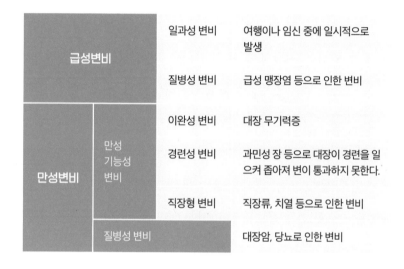

급성변비		일과성 변비	여행이나 임신 중에 일시적으로 발생
		질병성 변비	급성 맹장염 등으로 인한 변비
만성변비	만성 기능성 변비	이완성 변비	대장 무기력증
		경련성 변비	과민성 장 등으로 대장이 경련을 일으켜 좁아져 변이 통과하지 못한다.
		직장형 변비	직장류, 치열 등으로 인한 변비
	질병성 변비		대장암, 당뇨로 인한 변비

질병을 원인으로 한 변비가 아닌 일과성 변비의 경우에는 일반적으로 장의 연동운동을 활발하게 하면 치료가 된다. 아침에 식사를 하거나 물, 차를 마셔 위대장 반사운동을 일으켜 규칙적으로 변을 볼 수 있도록 하는 것이 가장 좋은데, 이를 돕기 위해 변비의 정도에 따라 복부 마사지, 관장, 변비약(차전자피, 산화마그네슘, 자극성하

제 등)을 사용한다.

변비 환자에게 프로바이오틱스 섭취는 필수다. 프로바이오틱스는 장을 자극하여 연동운동이 일어나게 한다. 변비를 유발하는 유해균을 억제하고 유익균이 우세하게 만들어 장내 환경을 개선하며 배변을 용이하게 한다. 프리바이오틱스도 의식적으로 섭취해야 한다. 우엉, 양파, 돼지감자, 콩 등의 야채를 많이 섭취하고 청국장, 낫또, 요구르트, 치즈 등 발효식품도 섭취하면 좋다. 세계 5대 건강식품에는 김치, 낫또, 요구르트 등 발효식품이 3개나 포함되어 있다.

배변 기록을 하는 것도 도움이 된다. 배변 여부와 배변에 도움이 되는 수분 섭취, 운동, 식사 등을 기록하고 변의 상태도 기록한다. 대변은 중요한 건강 정보를 담고 있어 배변 후 물을 내리기 전에 잠시 관찰하는 것이 중요하다. 색, 양, 모양, 물에 뜨는지 가라앉는지를 확인해봐야 한다.

	좋은 변	나쁜 변
색	황금색	혈변, 검은 변
양	200g 이상(바나나 1개 크기)	100g 이하 35g 이하면 심각
굳기	치약 정도	너무 딱딱하거나 너무 묽은 변
냄새	적다	심하다
물에 뜨는 정도	떴다가 서서히 가라앉는다	계속 물에 떠 있거나 바로 가라앉는다
배변 횟수	하루 1~3회	하루 4회 이상이거나 주 2회 이하

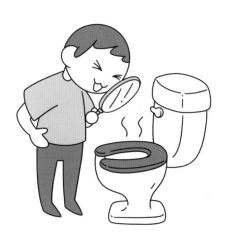

배변 후에는 바지를 올리면서 대변을 3초간 관찰해야 한다.

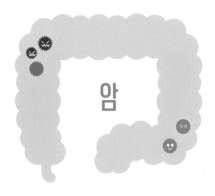

▶ 원인

만성염증, 발암물질로 인한 유전자 변이

▶ 예방

소식, 식물성 섬유소 섭취, 나쁜 지방 및 붉은 살코기 섭취 줄이

기, 금연, 적당한 운동, 편안한 수면, 유산균을 섭취해 면역력 올

리기

▶ 치료

수술, 항암치료, 셀레늄, 비타민 등 건강기능식품 섭취

암은 한국인의 사망원인 중 1위를 차지한다. 전 국민 중 37%가

암에 걸린다. 2019년 중앙암등록본부의 암 등록 통계를 보면 1위는 위암, 2위 대장암, 3위 폐암이며 그다음 갑상선암, 유방암, 간암, 전립선암, 췌장암, 담낭암, 담도암, 신장암 순으로 많이 발생한다.

암은 대개 만성염증에서 발생한다. 따라서 만성염증만 조절할 수 있으면 암은 예방할 수 있다. 유산균 섭취, 소식, 적당한 운동과 더불어 1~2년에 한 번씩 정기적인 건강검진으로 암을 조기 발견하는 것이 중요하다.

대장암

▶ 원인

과도한 육류 섭취, 비만, 당뇨병, 운동 부족, 과도한 음주, 스트레스

▶ 증상

초기에는 무증상이나 3기 이후에는 혈변, 하루 5회 이상 잦은 배변 횟수 혹은 변비, 복통, 잔변감, 빈혈 등이 나타난다.

▶ 치료

초기 대장암의 경우 내시경적 절제로 치료할 수 있으며 이후에

는 수술, 항암치료, 방사선 치료로 치료한다.

대장암은 우리나라에서 위암에 이어 두 번째로 많이 발생하는 암이다. 식생활의 서구화, 즉 육류 섭취의 증가와 채소 섭취의 감소로 대장이 손상되는 경우가 많아졌기 때문이다. 이런 식생활을 지속하면 이담소화액이 대장에 직접 손상을 주거나 장 누수 증후군을 일으켜 점막 아래 혈관으로 세균이 쉽게 침투한다. 이렇게 발생한 만성염증을 회복시키기 위해 왕성한 세포분열이 일어나는데 이 과정에서 돌연변이 세포가 생기고 암 발병 확률이 증가한다.

유산균은 장내 환경을 좋게 만들어 용종 발생과 증식을 억제해 대장암 예방에 효과적이다. 이밖에도 채소, 과일, 잡곡 등 식물성 섬유소를 많이 섭취하면 식물성 섬유소가 발암물질을 흡착하여 몸 밖으로 배출하는 것을 돕는다.

올바른 생활습관과 치료만큼 중요한 것이 암의 조기발견이다. 대장암으로 의심되는 혈변, 빈번한 배변, 복통 등의 증상이 나타난다면 지체 없이 병원을 방문하여 검사를 받아보아야 한다. 대장암의 진단은 대장내시경을 시행하는 것이 가장 중요하다.

유방암

▶ 원인

여성호르몬인 에스트로겐의 증가

▶ 증상

가슴에 멍울이 잡히고 겨드랑이에서도 멍울이 만져질 수 있다.
유두에서 피가 섞인 분비물이 나온다.

▶ 치료

절제술, 항암치료, 방사선 치료, 항호르몬 치료

갑상선암 다음으로 여성에게 많이 생기는 암이다. 유방암은 여성
호르몬인 에스트로겐과 관련이 깊다. 에스트로겐이 과다하게 분비
되면 암세포가 증식할 가능성이 커진다. 장내 미생물 중 에스트로
겐을 분해하는 미생물이 있어 장내 미생물 균형이 깨지면 유방암
에 걸리기 쉽다.

유방암은 생리가 끝난 직후 촉진(觸診), 즉 환자 스스로 만져서 진
단해볼 수 있다. 유방촬영이 국가건강검진에 포함되어 있으나 한
국 여성은 40% 이상이 실질조직이 지방조직에 비해 더 많은 비율

을 차지하는 '치밀유방'형으로 유방촬영으로는 잘 감별되지 않아 이럴 경우 유방 초음파를 통해 진단할 수 있다. 또한 여성에 비해서는 낮은 확률이지만 남성도 유방암에 걸릴 수 있다.

간암

▶ 원인

B형 간염, C형 간염 또는 과식, 과음으로 인한 지방간, 간경화증

▶ 증상

우상복부 통증, 복부팽만감, 복수, 체중 감소, 소화불량, 황달

▶ 치료

수술, 경동맥화학색전술, 고주파 열치료, 간이식

간암은 국내에서 5번째로 많이 생기는 암이며, 국내 암 사망원인 중 2위이다. 위암, 대장암 등에서 전이되어 생긴 전이성 간암도 있다. 장에서 흡수한 영양소와 독소는 모두 문맥을 타고 간으로 간다. 과식을 하거나 술을 많이 먹으면 독소가 간으로 가서 지방간을 일

으키고 간경화로 발전되어 간암을 일으킨다. 혈액검사로 간수치와 간암표지자 검사를 할 수 있고 간 초음파 검사가 가장 흔히 사용되는 검사방법이다.

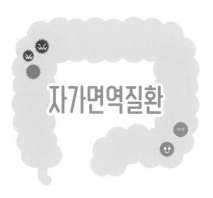

자가면역질환

우리 몸의 면역력은 부족해도 문제지만 반대로 너무 강해도 문제가 된다. 면역력이 부족하면 염증이나 암이 잘 생기고, 과도하면 자가면역질환이 생긴다. 자가면역질환은 면역 체계에 이상이 생겨 오히려 자기 자신을 공격해 세포나 조직을 손상하는 질환이다.

대표적인 자가면역질환

강직성 척추염, 류머티즘 관절염, 다발성 경화증, 소아 당뇨병, 전신 홍반성 루푸스, 근무력증, 갑상선 기능 항진증, 크론병, 소아 지방변증, 인슐린 의존성 당뇨병, 특발성 혈소판 감소성 자색반병, 건선, 악성 빈혈, 자가면역 용혈성 빈혈

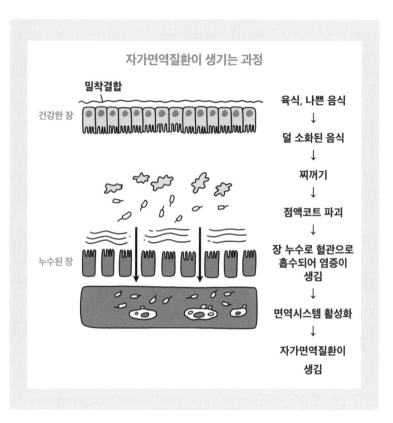

자가면역질환이 생기는 과정

밀착결합

건강한 장

육식, 나쁜 음식
↓
덜 소화된 음식
↓
찌꺼기
↓
점액코트 파괴
↓
장 누수로 혈관으로 흡수되어 염증이 생김
↓
면역시스템 활성화
↓
자가면역질환이 생김

누수된 장

류머티즘 관절염

▶ 원인

유전적 소인, 바이러스 감염

▶ 증상

피로감, 전신 쇠약감, 손가락/무릎 등에 관절통, 경추 염증, 장기 부전

▶ 치료

항염제, 스테로이드제, 항류머티즘제, 면역조절제 등 약물치료

류머티즘 관절염은 관절을 싸고 있는 활막에 염증이 생기면서 시작된다. 염증이 생긴 관절로 모여든 백혈구들이 활막을 공격하고, 관절과 관절 주위의 뼈까지 파괴하면서 통증, 피로감, 발열을 시작으로 관절 변형으로까지 이어지게 된다.

아직까지 류머티즘 관절염을 예방하거나 완치할 방법은 없고 증상치료를 한다. 이런 자가면역질환에는 과잉면역반응을 억제하는 유산균이 도움이 될 수 있다. 유산균을 먹으면 면역 억제를 하는 조절 T세포가 활성화되고, 조절 T세포는 자가면역질환의 염증 면역반응을 효과적으로 억제하는 기능을 한다. 특히 락토바실러스 람노서스는 유해균 침입을 억제하고 면역조절 효과가 뛰어나 알레르기나 류머티즘 관절염에 좋다.

아토피 피부염

▶ 원인

환경적 요인, 유전적 요인, 면역학적 이상

▶ 증상

소양증, 건조증, 피부염

▶ 치료

건조한 피부의 보습, 국소 스테로이드제, 면역조절제, 항히스타
민제 등 약물치료

아토피 피부염은 주로 유아기나 소아기에 시작되는 만성적이고
재발성 강한 염증성 피부질환이다. 주로 가려움증과 피부 건조증,
습진 등이 동반된다. 극심한 가려움증이 동반되기 때문에 지속적
으로 긁게 되면 상처가 나고 이로 인해 염증이 유발되면서 악화될
수 있다.

아토피 피부염의 발병 원인은 아직 명확하게 밝혀지지 않았는데,
환경적, 유전적 요인이라든지 면역학적 이상으로 나타난다고 보고
있다. 환경적 요인으로는 매연, 미세먼지, 식품첨가물, 집먼지 진드

기 등 알레르기 유발 물질의 증가를 들 수 있다. 또한 완치시킬 수 있는 치료법이 아직 개발되지 않았다. 증상을 억제하는 치료제를 처방하는 것이 최선의 치료이고 보습에 집중하는 것이 최고의 관리다. 여기에 한 가지 더, 락토바실러스 람노서스, 루테리, 카제이 등의 유산균은 유해균의 침입을 억제하고 면역조절 효과가 뛰어나 아토피 피부염에 도움을 줄 수 있다.

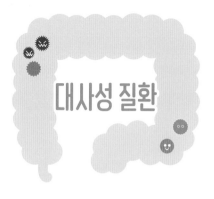

대사성 질환

대사반응은 호르몬에 의해 조절되는데, 호르몬이 너무 많이 생성되거나 적게 생성되면 인체 대사에 악영향을 미쳐 당뇨병, 고지혈증, 고혈압 등을 유발한다. 이를 대사성 질환이라고 한다. 호르몬 역시 장내 미생물의 영향을 받는다.

호르몬의 문제는 주로 비만, 운동 부족, 잘못된 식습관 때문에 발생한다. 특히 비만은 낮은 강도의 염증이 오랜 기간 지속되는 만성 염증을 동반하게 된다. 만성염증이 장 누수 증후군을 일으키면 대사성 질환을 유발하는 또 다른 위험 요소로서 악순환을 초래한다.

비만 : 유산균으로 똥보균은 없애고 날씬균은 키운다

▶ 원인

과식, 내분비질환

▶ 증상

체중 증가, 고혈당, 고혈압, 고지혈증, 호흡기질환 등

▶ 치료

식습관 개선, 운동, 약물치료, 수술

현대인에게 비만이 많은 것은 너무 많이 먹기 때문이다. 인류의 역사상 매 끼니를 진수성찬으로 먹을 수 있게 된 것은 불과 40년이 되지 않았다. 그렇다 보니 남성의 42%가 비만일 정도로 비만한 사람이 많아졌다.

아주 오랫동안 비만의 원인이 무엇인가에 대해 의견이 분분했고 그에 따른 정보가 넘쳐났었다. 그러던 중 2006년, 미국 워싱턴대학교 제프리 고든 교수가 장속에 퍼미큐테스 계열의 미생물이 많으면 비만할 확률이 높다는 연구 결과를 발표한다. 이후 '비만을 유발하는 장내 미생물'에 관련된 연구가 봇물처럼 터져 나왔다. 이른

바 '뚱보균'에 대한 폭발적인 관심이 일어나기 시작한 것이다.

장내 미생물의 대부분은 퍼미큐테스와 박테로이데스로 나뉜다. 퍼미큐테스는 식욕억제 호르몬인 렙틴의 작용을 방해해 음식을 더 먹게 하고, 지방 흡수를 촉진해 체중을 늘게 한다. 그야말로 비만을 부르는 뚱보균이 맞다. 반대로 '날씬균'인 박테로이데스는 지방분해 효소를 활성화해 체지방을 연소시켜 체중 감소를 돕는다. 실제로 비만한 사람은 마른 사람에 비해 뚱보균인 퍼미큐테스의 비율이 2배 이상 높다.

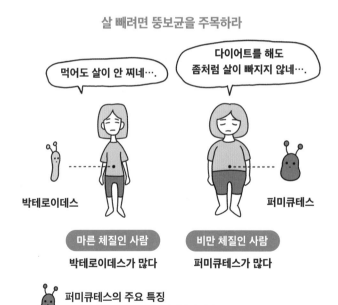

살 빼려면 뚱보균을 주목하라

퍼미큐테스의 주요 특징
· 대장에서 영양소를 과도하게 흡수한다.
· 일반적으로는 소화나 흡수를 하지 못하는 식이섬유도 발효해 에너지를 얻는다.

그렇다면 장내 미생물 중 날씬균의 비율을 높이는 방법은 없을까? 해답은 프로바이오틱스 섭취에서 찾을 수 있다. 유산균 제품에는 박테로이데스가 많이 들어 있어 꾸준히 섭취하면 박테로이데스를 증가시키고 뚱보균으로 불리는 퍼미큐테스를 감소시킨다. 그럼으로써 당이 지방으로 축적되는 것을 억제하고, 체중 감소를 유도하며 만성염증을 가라앉힌다. 임신한 여성도 임신 중반기부터 유산균을 꾸준히 섭취하면 출산 후 비만을 예방할 수 있다.

뚱보균을 없애고 날씬균을 키우며 만성염증까지 줄인다면 비만을 해결하는 가장 확실한 해결책이 될 수 있을 것이다.

비만

살찌우는 뚱보균이 증식해 영양소를 과잉흡수한다

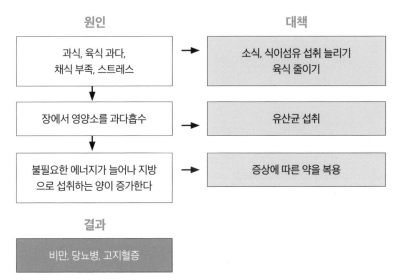

원인

과식, 육식 과다, 채식 부족, 스트레스

장에서 영양소를 과다흡수

불필요한 에너지가 늘어나 지방으로 섭취하는 양이 증가한다

대책

소식, 식이섬유 섭취 늘리기 육식 줄이기

유산균 섭취

증상에 따른 약을 복용

결과

비만, 당뇨병, 고지혈증

육식을 많이 하고 과식을 하면 장내 미생물의 균형이 깨져 뚱보균인 퍼미큐테스가 늘어난다. 그 결과 영양소 흡수가 더 늘어나 비만, 당뇨병, 고지혈증이 발생한다.

당뇨병 : 유산균으로 혈당 잡고 비만도 잡는다

▶ 원인

- 제1형 : 체내에서 인슐린이 생산되지 않음
- 제2형 : 비만, 운동 부족, 스트레스, 약물 복용 등으로 인한 인슐린저항성 증가

▶ 증상

체중 감소, 잦은 소변, 갈증, 피로

▶ 치료

인슐린 주사, 인슐린 분비 촉진제, 혈당강하제 등 약물 치료와 생활습관 교정

식사를 하면 탄수화물은 포도당으로 변해 에너지로 쓰인다. 이때 췌장에서 인슐린을 분비해 높아진 혈중 포도당 농도를 낮추게 된다. 만약 여러 가지 이유로 인슐린이 부족하거나 인슐린저항성이 생기면 혈중 포도당이 조절되지 않아 소변으로 배출된다. 이런 병적인 상태를 당뇨병이라고 한다. 일반적으로 공복 혈당이 126mg/dL 이상이거나, 식후 2시간에 측정한 혈당이 200mg/dL 이상일 때

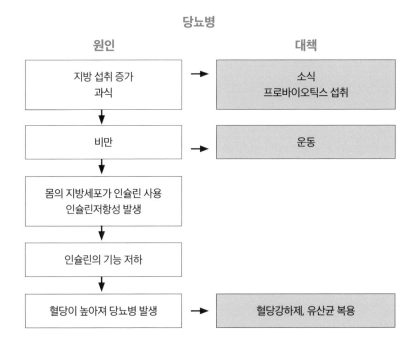

당뇨병

원인		대책
지방 섭취 증가 과식	→	소식 프로바이오틱스 섭취
비만	→	운동
몸의 지방세포가 인슐린 사용 인슐린저항성 발생		
인슐린의 기능 저하		
혈당이 높아져 당뇨병 발생	→	혈당강하제, 유산균 복용

당뇨병으로 진단한다.

대한당뇨병학회에 따르면 2018년 기준 우리나라 당뇨병 인구는 500만 명 정도다. 30세 이상의 13.8%, 65세 이상의 27.6%가 당뇨병을 앓고 있다. 당뇨병은 평소 뚜렷한 증상이 없어 병을 자각하기 어렵다. 하지만 당뇨병은 신부전증, 신경병증, 심혈관계질환, 안질환 등 심각한 합병증을 유발할 수 있어 주의해야 하는 질환이다.

당뇨병은 제1형과 제2형으로 나뉘는데, 제1형 당뇨병은 인슐린을 전혀 생산하지 못하는 것이 원인이 되어 발생한다. 제2형 당뇨병은 인슐린이 적게 분비되거나 인슐린내성으로 인해 인슐린이 제 역할을 하지 못할 때 나타난다. 당뇨병 환자의 약 95%가 생활습관에서 유발된 제2형 당뇨병을 앓고 있다.

특히 비만한 경우 인슐린이 만들어지는 췌장에 영향을 주어 당뇨병에 걸릴 확률이 10~80배 가까이 급증한다. 이밖에도 운동 부족이나 스트레스 등 환경적 요인도 크게 작용한다. 스트레스가 많으면 57% 더 많이 발병하고, 수면 시간이 하루 5시간 미만인 사람은 7시간 이상인 사람에 비해 발생 위험이 5배가량 높다.

당뇨병의 치료는 우선 혈당을 낮춰주고 동시에 면역기능도 향상시켜 주어야 한다. 사람의 장에는 혈당을 조절하는 미생물인 아커만시아 뮤시니필라가 있다. 당뇨병 약인 메트포민은 혈당을 낮추고 이런 장내 미생물을 활성화한다. 유산균을 복용하면 장내 미생물을 자극하여 인크레아틴이 분비되는데 이것은 췌장에서 인슐린이 분비되게 한다. 유산균은 비만 치료효과도 있어서 당뇨 환자가 식사량을 줄이고 운동을 병행하면서 유산균을 복용하면 큰 효과를 볼 수 있다.

대사증후군 : 유산균으로 만성염증을 잡으면 치료된다

▶ 원인

유전적 요인, 인슐린저항성, 과음, 과식, 운동 부족, 나이, 스트레스

▶ 증상

합병증이 발생하기 전에는 무증상

▶ 치료

식습관 개선, 운동, 금연, 금주, 저염식, 합병증에 대한 약물치료

고혈압, 이상지질혈증, 낮은 HDL콜레스테롤, 당뇨병, 복부비만 중 3가지 이상이 동시다발적으로 나타나면 대사증후군이다. 대사증후군의 원인은 정확히 밝혀지지 않았지만 인슐린저항성과 만성염증에서 비롯되는 것으로 추정되고 있다. 인슐린저항성이 생기면 혈당 조절에 실패하게 된다. 혈당 조절이 제대로 되지 않으니 인슐린은 더 많이 분비되고, 과다한 인슐린 분비로 인해 염분과 수분이 증가해 고혈압이 생긴다. 또 증가된 인슐린으로 인해 지방이 쌓여 비만을 유발하고 혈중 콜레스테롤 농도를 높이기도 한다.

혈액 속 당과 지방의 농도가 높아지면 만성염증이 유발되는 것

도 큰 문제다. 만성염증은 각종 질환을 야기하고 결국 면역력까지 떨어뜨린다.

대사증후군은 평소 운동과 식이조절을 통해 예방하는 것도 중요하지만 증상이 없으므로 정기적인 검진을 통해 빨리 발견해야 한다. 또한 혈당을 낮추는 데 도움이 되는 프로바이오틱스를 매일 섭취하면 좋다. 특히 염증 감소에 도움이 되는 락토바실러스 카제이, 비피도박테리움 롱검이나 락토바실러스 계열의 유산균이 대사증후군 치료에 도움이 된다.

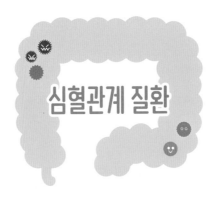

심혈관계 질환

한국인의 사망원인 1위는 암이고 2위는 순환기 질환, 3위는 뇌졸중(중풍)이다. 2위와 3위는 모두 고지혈증이나 동맥경화가 생겨 유발된 혈관질환이다. (뇌와 심장에 혈액과 산소를 공급하는 혈관에 이상이 생겨 갑자기 세상을 떠나게 될 수도 있는 무서운 질환이다.) 아프지 않고 건강하게 사는 것, 이는 많은 사람들의 희망이자 인생의 목표다. 아프지 않고 건강하게 사는 것, 이는 많은 사람들의 희망이자 인생의 목표다. 그 목표를 이루기 위해서는 우리의 의지와 노력으로 막을 수 있는 질환부터 철저히 예방하고 관리할 필요가 있다.

고지혈증 : 유산균으로 지질대사를 개선한다

▶ 원인

유전적 요인, 비만, 술, 당뇨병

▶ 증상

무증상. 합병증이 발생하면 그와 연관된 증상이 나타난다.

▶ 치료

식이요법, 운동, 체중 조절, 약물치료

콜레스테롤은 우리 몸을 유지하는 데 꼭 필요한 성분이다. 콜레스테롤은 우리 몸을 이루는 세포막을 형성하는 기본 물질이다. 성호르몬과 스트레스 호르몬, 비타민, 담즙산 등을 만들어내는 역할을 모두 콜레스테롤이 담당한다. 그러나 콜레스테롤이 과다하면 문제가 된다. 혈액 속에 콜레스테롤이나 중성지방이 많아지는 질환이 고지혈증인데, 이는 심장마비 원인의 45%를 차지한다. 고지혈증은 유전적 요인, 비만, 음주, 당뇨병 등에 의해 발생할 수 있다. 대개 식사 조절과 적절한 운동으로 예방과 치료가 가능하기 때문에 꾸준한 관리가 필요하다.

스페인의 한 연구팀은 유산균을 섭취하는 것이 혈중 지질대사를 개선하고 콜레스테롤 수치를 낮추는 데 효과가 있다는 것을 밝혀냈다. 특히 락토바실러스 아시도필러스, 비피도박테리움 롱검이 혈중 콜레스테롤 농도를 낮추는 데 도움이 되는 것으로 알려져 있다. 아프리카 마사이족은 유목민으로서 농사를 지을 수 없어 우유와 육류를 주식으로 한다. 그러나 고농도의 콜레스테롤을 섭취함에도 혈중 콜레스테롤 수치가 낮은데, 이는 유산균이 다량 함유된 유산균 발효유를 섭취하기 때문이다. 유산균을 꾸준히 섭취한다면 혈중 지질대사를 개선하고 콜레스테롤 수치를 정상적으로 유지하며 건강한 삶을 살아갈 수 있을 것이다.

동맥경화 : 유산균으로 혈중 콜레스테롤 수치를 낮춘다

▶ 원인

고콜레스테롤혈증, 고혈압, 흡연, 당뇨병, 노화, 운동 부족, 비만

▶ 증상

협심증, 심근경색, 뇌경색, 뇌졸중, 신부전, 말초혈관질환

▶ 치료

금연, 원인질환 치료, 운동, 체중 관리, 약물치료, 혈관조영술, 혈
관성형술(스텐트), 우회로이식술(인공혈관)

한국인의 사망원인 2위인 심혈관계질환은 주로 콜레스테롤이
혈관에 쌓여 혈관이 좁아져 생기는 동맥경화 때문에 발생한다. 동
맥경화증은 혈관의 염증성 질환이다. LDL콜레스테롤이 기름때가
되어 혈관 벽에 들러붙으면 염증이 생기고 심해지면 혈관이 막힌
다. 혈액 속 지방이 죽 같은 덩어리로 점점 커져 혈관을 막는다고
해서 '죽상경화'라고도 한다.

동맥경화증으로 관상동맥이 막히면 당일 사망률이 무려 70%에
달하는 급성심근경색이 발생할 수 있고, 뇌경동맥 협착이 나타나
면 뇌경색이 오기도 한다. 동맥경화증의 위험인자는 주로 환경적
요인에서 비롯되는 경우가 많아 얼마든지 예방이 가능하다.

동맥경화가 심장질환으로 발전하는 데는 음식물과 장내 미생물
의 영향이 매우 크다. 혈중 콜레스테롤은 담즙산 형성에 사용된다.
간에서 만들어지는 담즙산은 장에서 지방의 소화와 흡수를 담당하
고 소장 끝부분에서 다시 흡수되어 재활용된다. 프로바이오틱스는

장내에서 담즙산을 재흡수하지 않는 형태로 바꾸어 변으로 배출되게 한다. 간에서는 다시 새로운 콜레스테롤로 담즙산을 만들기 때문에 혈중 콜레스테롤의 농도는 자연히 떨어질 수밖에 없다.

즉, 유산균이 혈중 콜레스테롤 수치를 낮추고 염증을 줄여 장 질환은 물론 동맥경화 개선에 도움을 준다. 이처럼 유산균은 동맥경화증, 기타 심혈관계질환을 완화하거나 예방할 수 있어 꾸준히 섭취하는 것이 좋다.

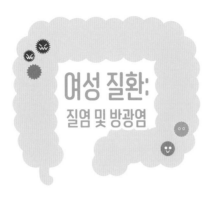

여성 질환:
질염 및 방광염

▶ 원인

　잦은 질 세척, 질 내 유산균 사멸, 잦은 성생활, 세균 감염

▶ 증상

　질 분비물, 비린내, 빈뇨, 요절박, 배뇨 시 통증

▶ 치료

　유산균, 항생제 복용

　질염, 방광염은 대표적인 여성 생식기 질환이다. 모두 기관 내에 세균이 증식해 염증이 생기는 질환이다. 질과 요도 점막에는 락토바실러스 계열의 유산균들이 살고 있다. 유산균은 질과 요도의 적

정 산성도를 유지해 침입한 유해균이 살 수 없는 환경을 만들어 청결 유지에 도움을 준다.

또한 중년이 되면 에스트로겐 농도가 떨어지고 유산균 수가 점차 줄어 질염이나 방광염이 생기기 쉽다. 임신 기간 중에도 마찬가지로 에스트로겐 농도가 떨어져 질염에 노출되기 쉽다.

물론 질염은 항생제로 증상이 호전되지만, 이보다는 부작용이 거의 없는 천연 항균제인 프로바이오틱스를 섭취하는 것이 좋다. 유산균을 복용하면 면역 기능이 상승해 질염과 방광염 예방에 도움이 되고, 질이나 요도에 존재하는 유산균 수도 늘어나 산성도를 유지하여 세균을 억제한다. 또한 유산균을 질 내에 직접 투입하거나 유산균이 포함된 약제를 스프레이로 분사해 주어도 효과가 있다.

일반적으로 락토바실러스계 플란타럼, 브레비스, 살리바리우스, 아시도필러스, 카제이, 가세리, 비피도박테리움계 락티스 등이 효과가 있으며 최근에는 여성 전용 프로바이오틱스 제품도 시중에 나와 있다.

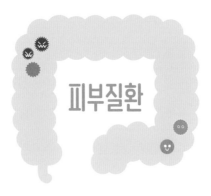

피부질환

장내 미생물 불균형은 피부에도 영향을 미친다. 육류 섭취가 늘고 식이섬유 섭취가 감소하면 장내 미생물 불균형, 장 누수가 생긴다. 그러면 피부가 까칠해지고 알레르기성 피부염, 여드름, 건선 등이 생길 수 있다. 이는 유산균 섭취로 호전될 수 있다.

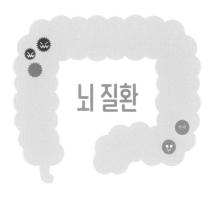

뇌 질환

장에서 발생된 염증유발물질이 장 누수로 인해 생긴 틈으로 빠져나와 혈류를 타고 순환하다가 뇌의 혈액-뇌 장벽(blood-brain barrier)을 손상시키고 뇌 안으로 들어가 염증을 유발한다. 뇌에 염증이 일어나면 우울증, 불면증, 치매, 자폐증, 발달장애, 기억력 감퇴 등 다양한 뇌 질환이 생긴다. 또한 장내 미생물의 불균형이 일어나 신경전달물질의 생성과 배분에 문제가 발생하면 각종 질환이 생긴다.

장을 제2의 뇌라고 부르는 이유가 뇌와 장이 서로 보내는 신호가 원활하지 않으면 장, 뇌뿐만 아니라 전신에 질환이 생길 수 있기 때문이다. 특히 장에 90% 이상 존재하는 세로토닌은 기분과 수면, 장운동을 조절하는 역할을 한다. 장내 유해균의 수가 많아지면 세로토닌 수치가 떨어져 장운동이 저하되어 변비가 생기고 우울증, 불면증도 같이 생긴다.

4장

완전무결 면역력의 비밀

: '자기'와 '비자기'의 정체는?

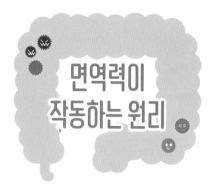

면역력이 작동하는 원리

면역력이란?

면역은 건강을 유지하는 데 가장 중요하며, 면역력이 부족하면 질병이 생긴다. '면역'을 정의하자면 염증이나 암 같은 질병에 대한 방어체계의 기술과 역량이다. 즉, 면역은 세균 감염과 암을 방어하고 질병에서 회복하게 해주며, 스트레스에 강하게 하고, 노화를 방지한다.

면역력은 어디에서 나오는가?

 장내 점막에 집중 분포되어 있는 면역세포가
몸 전체 면역시스템의 **70%**를 차지한다.

장에서 면역력을 만들어내는 효소
- 채소, 과일 섭취
- 발표식품 섭취 : 된장, 요구르트, 김치 등
- 식이섬유, 올리고당 식품 섭취
- 식품보존료 등 식품첨가물 섭취 줄이기

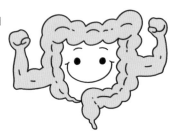

신체의 면역력을 결정하는 데 장이 70%를 담당한다.

이런 증상이라면 당신의 면역력은 심각

우리가 먹고, 마시고, 숨을 쉬며, 접촉하는 모든 것에는 세균이나 바이러스가 있지만, 누구나 쉽게 병에 걸리는 것은 아니다. 우리 몸은 스스로를 보호하는 강력한 방어체계인 면역력을 가지고 있기 때문이다. 면역력이 떨어지면 방어체계가 무너지는 것이며, 병에 걸리게 된다. 면역력이 과도해져도 자가면역질환이 생긴다. 적당한 면역 수준을 지키지 못하면 그만큼 병에 걸리기 쉬운 상태가 되는 것이다.

면역력은 30대 이후부터 서서히 감소하기 시작해 40대 이후로 접어들면서 꾸준히 하락한다. 여기에 피로, 운동 부족, 잘못된 식습관, 스트레스 등이 더해지면 면역력은 급격하게 떨어진다. 면역력 저하는 염증성 장 질환, 면역 관련 질환, 대사성 질환, 심혈관계질환, 암 등으로 이어질 수 있다.

우리 몸에서는 매일 약 5000개의 암세포(돌연변이세포)가 발생하는데 대부분의 사람들은 면역세포가 암세포를 잡아먹기 때문에 암에 걸리지 않는다. 면역력이 떨어지면 이 기능을 못해 암에 걸리기 쉬워지는 것이다. 다시 말해 면역력만 제대로 기능하면 암에 걸리지 않을 수 있다. 나이가 들면서 서서히 감소하는 면역력은 운동, 식사, 긍정적 마음, 명상 등 작은 노력만으로도 얼마든지 다시 강해질 수 있다.

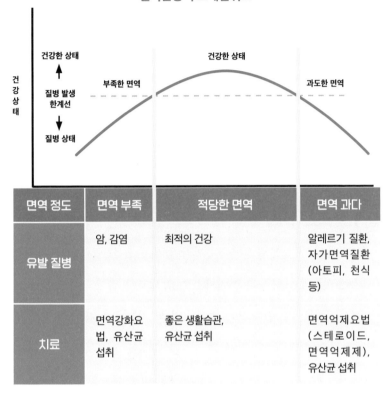

면역반응의 프레임워크

면역 정도	면역 부족	적당한 면역	면역 과다
유발 질병	암, 감염	최적의 건강	알레르기 질환, 자가면역질환 (아토피, 천식 등)
치료	면역강화요법, 유산균 섭취	좋은 생활습관, 유산균 섭취	면역억제요법 (스테로이드, 면역억제제), 유산균 섭취

위 그래프와 표는 면역 정도와 질병 간의 관계를 나타내고 있다. 면역반응이 균형을 이루면 건강이 유지된다. 면역반응이 과도하면 자가면역질환이 생기고, 면역반응이 부족하면 염증이 잘 생기고 암에 걸리기 쉽다.

출처: Casadevall, A., and Pirofski, L. (2003) The damage-response framework of microbial pathogenesis. Nat. Rev. Microbiol. 1, 17-24를 기초로 설명을 덧붙여 변형

간단한 문진에 의한 면역력 측정법

나의 면역력은 어떤 상태일까? 그동안 무심코 넘겼던 증상들이 혹시 면역력 저하의 신호는 아니었을지 체크해보자. 상태에 따라 점수를 매겨보고 결과를 확인하면 된다.

< 아니오 : 0점 / 가끔 그렇다 : 1점 / 예 : 2점 >

1. 감기에 쉽게 걸리고 잘 낫지 않는다. (점)

2. 가벼운 상처가 쉽게 아물지 않는다. (점)

3. 입안이 잘 헐고 피부 부스럼이 잘 생긴다. (점)

4. 아침에 일어나기 힘들고 피곤하다. (점)

5. 매일 스트레스가 심한 편이다. (점)

6. 배탈이나 설사가 잦다. (점)

7. 만성질환(알레르기, 당뇨병, 고혈압, 궤양성 대장염, 아토피 등)을 가지고 있다. (점)

8. 체중이 급격하게 줄거나 늘었다. (점)

9. 술을 자주 마시고 과음한다. (점)

10. 왠지 기분이 우울하다. (점)

11. 담배를 피운다. (점)

12. 규칙적인 생활이 힘들고 생활 시간대가 불규칙하다. (점)

13. 최근에 집중이 잘 안 된다. (점)

14. 잠을 잘 못 자고 수면 부족으로 피곤하다. (점)

15. 안색이 안 좋고 늙어 보인다. (점)

16. 운동 부족으로 체력이 떨어지고 에너지가 부족해 보인다. (점)

17. 배가 더부룩하고 때때로 복통이 있다. (점)

18. 방광염, 질염에 잘 걸린다. (점)

19. 엉덩이, 피부, 두피에 무좀이 있다. (점)

20. 암에 걸린 적이 있다. (점)

< 결과 >

30점 이상 :

심한 면역력 저하 상태

장 질환 유무를 검사해볼 필요가 있다. 전문병원을 방문하여 정확한 진단과 지속적인 치료를 받고, 생활습관을 점검해야 한다.

20~29점:

면역력이 저하된 상태

방심하면 병에 걸릴 수 있다.

10~19점:

보통의 상태

면역력이 저하되지 않도록 주의한다.

1~9점:

아주 건강한 상태

지금의 생활습관을 유지하면서 가벼운 운동과 명상을 하면 더욱

좋다.

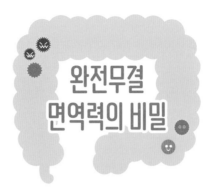

완전무결
면역력의 비밀

면역의 실제
: '자기'와 '비자기'의 구별

면역이 작동되려면 '자기(자신, 아군)'와 '비자기(병원균, 적군)'를 구별해야 한다. 우리 몸의 모든 세포는 자신과 남을 구분할 수 있는 세포막의 수용체를 가지고 있다. 수용체는 열쇠구멍과 같아서 세포나 균이 열쇠구멍에 맞는지 아닌지를 통해 자기와 비자기를 구분할 수 있다.

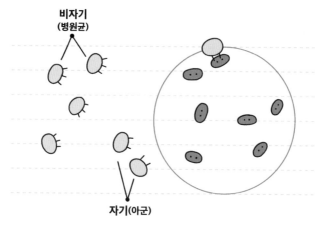

세포막에 HLA항원이 있어 자기와 비자기를 구별한다.

이러한 자기와 비자기를 구별하는 단백질 조직을 MHC(Major Histocompatibility Complex, 조직 적합성 복합체)라고 하는데 이 단백질이 주로 백혈구의 세포막에 높은 농도로 분포되어 있어 인간 백혈구 항원 또는 HLA항원(Human Leukocyte Antigen)이라고도 한다. HLA항원은 부모 양쪽으로부터 유전적으로 받은 항원세트이기 때문에 가족관계가 아닌 사람이 동일한 항원을 가질 확률은 희박하다. 친자감정의 수단으로 이용되는 것이 바로 HLA항원이고, 장기이식 시에 거부 반응이 일어나는 것도 HLA항원이 비자기로 인식된 이식

장기에 거부 반응을 일으키기 때문이다.

면역세포들이 비자기를 인식하면 면역반응을 일으켜 인체를 방어한다. 자기를 비자기로 인식하면 자가면역질환, 비자기를 제대로 인식하지 못할 때는 면역결핍 질환, 비자기에 대해 과도한 면역반응을 일으켜 정상조직까지 손상시키는 경우에는 알레르기 반응이 일어난다.

세균, 항원, 이물질이 몸에 침입했을 때 알고리즘

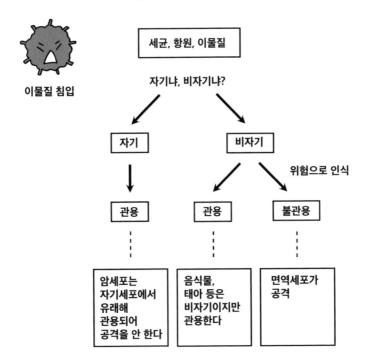

이물질 침입

세균, 항원, 이물질

자기냐, 비자기냐?

자기   비자기

위험으로 인식

관용   관용   불관용

암세포는 자기세포에서 유래해 관용되어 공격을 안 한다

음식물, 태아 등은 비자기이지만 관용한다

면역세포가 공격

면역의 종류
: 선천면역과 후천면역

면역은 타고난 선천면역(자연면역)과 학습된 후천면역(획득면역)이 있다. 선천면역세포는 외부 침입자(병원균)에 빠르게 대응하여 짧은 기간 격렬하게 싸우고 난 뒤 후천면역세포에 정보를 전달하고 전사한다. 후천면역세포는 림프구로 이루어져 있으며 병원균이 다시 침입했을 때 빠른 대응을 위해 항체를 생성한다. 생물체 중 진화된 척추동물에서만 나타나고 군대에 비유하면 선천면역세포는 일반 군대, 후천면역세포는 정예부대이다.

 균이 우리 몸에 들어왔을 때 반응

< 선천면역 >

❶ 보병에 해당하는 중성구가 나가 싸운다.

❷ 마크로파지가 중성구가 죽인 균을 먹어 청소하고 그 정보를 다른 면역세포에 전달한다.

❸ 수지상세포 역시 균을 먹어치우며, 항원을 확인해서 다른 면역세포에 전달한다.

< 후천면역 >

❶ 임파구 중 T세포가 나가서 균과 싸운다.

❷ B세포는 혈장에 있고 T세포가 잘 싸우도록 후방지원을 한다. 항체를 만
들어 기억한다.

선천(자연)면역의 구조

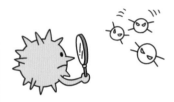

1. 면역세포들이 자기와 비자기를
   인식한다

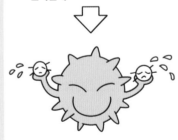

2. 세균을 죽이고 먹어치워 청소한다.

후천(획득)면역의 구조

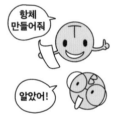

1. T세포가 균과 싸워 얻은 정보로
   B세포가 항체를 만든다.

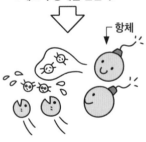

2. 세균이 다시 침입했을 때 형성
   된 항체로 빠르게 대응한다.

	선천면역	후천면역
특징	침입에 즉시 대응	침입 후 일주일 정도 지나서 반응
담당세포	매크로파지 호중구 NK세포	T세포 B세포
기억	격렬하게 싸운 후 전사하며 기억을 못한다.	재감염되었을 때 재빠르게 대응할 수 있도록 기억한다.(항체 생산)
백신	효과 없다.	백신으로 후천면역 생성이 가능하다.
군대에 비유	최전방 공격부대(보병)	정예부대(특전사)
가지고 있는 생물	무척추동물, 척추동물	척추동물

면역세포는 바로 백혈구

혈액은 우리 몸에서 뽑아 원심분리(Centrifugation)하면 아래로 가라앉는 혈구와 위에 있는 맑은 액체인 혈장으로 나누어진다. 혈구는 적혈구, 백혈구, 혈소판으로 이루어져 있다. 적혈구는 우리 몸에 산소를 운반하고 이산화탄소를 회수한다. 혈소판은 혈액의 응고 기능을 담당한다. 백혈구는 염증세포라고도 불리고 염증이 생기면 가라앉히는 면역기능을 담당하는 면역세포다.

면역세포인 백혈구는 세밀하게 분화되어 면역반응을 하고 있다. 주민등록증을 검사하여 범인을 알아내는 백혈구(마이크로파지, 수지상세포), 범인을 체포하여 처리하는 백혈구(중성구), 암세포나 바이러스 등에 감염된 세포를 처리하는 백혈구(NK세포), 침입균을 기억했다가 후에 다시 침입하면 응징하는 후천면역 백혈구(T세포, B세포), 총사령관으로서 지휘하는 백혈구(T세포) 등이다.

백혈구는 호산구, 중성구, 호염기구로 나누어지는 과립구가 65%, 면역항체를 생산하는 림프구가 15~20%, 나머지는 단핵구로 이루어져 있다.

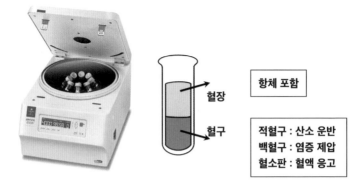

항체 포함

적혈구 : 산소 운반
백혈구 : 염증 제압
혈소판 : 혈액 응고

혈액을 뽑아 원심분리하면 혈구와 혈장으로 나누어진다. 맨 왼쪽 사진은 혈액원
심분리기.

면역세포(백혈구)들과 그 역할 분담

면역세포 ( ) (백혈구)	**과립구**	중성구	백혈구의 55% 균이 들어오면 가장 먼저 나서서 싸운다.
		호산구	기생충, 바이러스에 면역반응을 한다.
		호염기구	아나필락시스 두드러기를 일으킨다.
	림프구	B세포	골수 유래 항체를 형성한다.
		살상T세포	도움T세포의 명령을 받아 세균, 암세포를 파괴한다.
		T세포 도움T세포	공격 명령을 내리고 B세포에 정보를 전달한다.
		조절T세포	과잉행동을 하는 임파구를 억제한다. 잘못되면 자가면역질환을 일으킨다.
		NK세포	암세포를 공격한다.
	단핵구	마크로파지	호중구가 공격한 세균과 암세포의 잔해를 먹고 T세포에 정보를 제공한다.
		수지상세포	균이 자기인지 비자기인지 구분한다.

자연면역세포 : 과립구, 단핵구

① 과립구(Granulocyte, Polymorphonuclear leukocyte)

호산구, 중성구, 호염기구로 나뉜다. 중성구가 55% 이상을 차지하며 선천면역의 주요한 역할을 한다. 호산구는 기생충이나 바이러스 감염에 면역반응을 하고 호염기구는 히스타민이 있어 아나필락시스, 두드러기 등 즉시형 알레르기 반응(immediate-type allergic reaction)에 관여한다.

② 마크로파지(Macrophage, 대식세포)

중성구가 침입한 미생물을 공격하면 그 잔해를 먹어 분해하고 항원을 제시하는 역할을 한다. 마크로파지의 기능에 이상이 생기면 염증이 발생해 면역질환, 육아종, 동맥경화증이 악화된다.

③ 수지상세포(Dendritic Cell)

후천면역세포들이 면역반응을 하도록 자기와 비자기를 구별하고 면역세포들이 공격해야 할 항원을 제시한다. 활성화되면 나무처럼 가지를 여러 방향으로 퍼뜨리기 때문에 수지상세포라는 이름이 붙었다.

④ 자연살상세포(natural killer cell, NK세포)

NK세포는 세균 그 자체를 공격하는 게 아니라 세균에 감염된 세포를 공격하는 것이 특징이며, 선천면역과 후천면역 두 가지 역할을 모두 한다.

획득면역세포 : 림프구

① T세포(T-cell)

T세포는 면역반응을 지휘하는 총사령관 역할을 하며, 면역을 활성화시키기도 하지만 과잉된 면역반응을 억제하여 자가면역질환이 생기지 않게도 한다. T세포는 역할에 따라 도움 T세포, 살상 T세포, 조절 T세포로 나뉘며 흉선에서 생산된다.

▶ 도움 T세포(helper T-cell)

여러 면역물질을 생성하여 면역계의 능률이 최고가 되도록 정보를 전달하며 다른 면역세포를 활성화하는 데 도움을 준다. 다른 면역세포들이 면역작용을 끝내면 도움 T세포는 더 이상 위험한 것이 없는지 확인하여 다른 면역세포들이 더 이상 과도한 반응을 못하게 한다. 이 기능이 잘못되면 자가면역질환이 생긴다. 도움1세포(TH1)는 선천면역에, 도움2세포(TH2)는 후천면역에 관여한다.

▶ 살상 T세포(killer T-cell)
도움 T세포의 명령을 받아 바이러스로 감염된 세포 및 암세포를 파괴한다.

▶ 조절 T세포(regulatory T cell, Treg)
조절 T세포는 자신의 몸을 공격하는 임파구를 찾아서 활동을 억제한다. 이것이 작동하지 않으면 자가면역질환이 생긴다. 조절 T세포는 면역관용에도 중요한 역할을 한다.

② B세포(B-cell)
골수의 조혈모세포에서 생성되며, 면역글로불린이라는 항체를 생산하여 항원에 반응한다.

면역글로불린(Immunoglobulin)

항체는 Y자 모양을 하고 있으며 A, D, E, G, M의 다섯 가지 유형이 있다. 항체의 작용은 독소를 중화하고, 항원(병원균)의 접합부에 결합하여 인체세포에 접합하는 것을 사전에 차단하고 면역반응을 유도하는 것이다. 또한 항원을 코팅하여 식균세포가 소화가 쉽도록 하여 식균작용을 돕는다.

면역조절물질

면역세포는 항원을 만나면 사이토카인이라는 신호전달물질을 방출하여 선천면역과 후천면역을 조절한다. 모든 면역세포에서 생성되지만 NK세포와 도움 T세포가 많은 양을 생성한다. 사이토카인은 여러 종류가 있고 기능도 다양하다. 인터루킨, 인터페론, 종양괴사 인자가 이에 속한다. 인터페론은 바이러스의 증식을 억제한다.

5장

장이 되살아나는 습관

: 면역력이 떨어졌다고 느껴진다면

장부터 살려라!

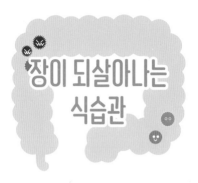

장이 되살아나는 식습관

히포크라테스는 "병을 낫게 하는 것은 자연이다. 음식물을 당신의 의사 또는 약으로 삼으라"고 하며 식생활의 중요성을 설파했다. 인간이 한평생 먹을 수 있는 음식의 양이 정해져 있다고 주장하는 학자들도 있다. 일생 동안 분비할 수 있는 소화 효소의 양이 거의 일정하기 때문이다. 그러므로 소식하고 건강한 식단을 꾸리는 것이 궁극적으로 장내 환경을 바꿔 건강한 삶으로 가는 지름길이다.

무엇을, 어떻게 먹느냐에 따라 장내 환경이 바뀐다

기본적으로 충분한 영양을 섭취하고 있는 현대인은 소식을 해야 한다. 식이만 잘해도 장내 유익균, 유해균 비율이 개선된다. 비만한 사람은 장내 미생물 중 퍼미큐테스가 보통 사람보다 2배 이상 많다. 육식을 즐기고 식물성 섬유소를 적게 섭취하는 식습관으로 인해 장내 미생물의 균형이 무너지면서 퍼미큐테스가 많아지고 비만이 되었을 확률이 높다. 그만큼 무엇을 어떻게 먹느냐는 장내 환경과 직결되는 문제다.

장내 유익균의 성장을 돕는 식이요법은 장내 환경을 개선할 수 있는 가장 근본적인 처방이 될 수 있다. 채식주의자들은 암 발생률이 낮고 육식주의자보다 평균 10년 이상 더 사는 것으로 알려져 있있다. 그러므로 우선 육류 섭취를 줄이고 채소와 해조류 등을 많이 섭취하는 것이 좋다.

프로바이오틱스가 많은 발효식품이라든지 유산균의 먹이가 되는 프리바이오틱스가 많은 음식을 섭취하는 것 또한 중요하다. 장내 미생물을 교란시켜 대사증후군을 유발하고 염증을 증가시키는 글루텐 식품(밀가루음식), 지방, 정제탄수화물의 섭취를 줄이고, 단백질 섭취를 늘리는 것도 장 건강에 도움이 된다.

이밖에도 요구르트, 치즈 등의 유제품을 꾸준히 섭취하고 자신에게 맞는 유산균 제품을 복용하는 것도 필수다. 무엇보다 음식은 최소 30회 이상 씹어 먹고, 소식을 습관화하는 것이 좋다. 하루에 두 끼만 먹는 간헐적 단식을 실시하는 것도 장에 부담을 줄이고 장내 환경을 바꿀 수 있는 방법이다.

염증을 유발하기 때문에 적게 먹어야 하는 음식

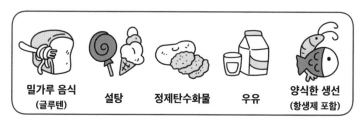

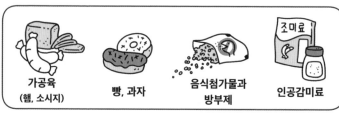

장내 미생물의 먹잇감을 장으로 보내자

불과 30년 전만 하더라도 영양학계에서는 사람은 섬유소에서 에너지를 얻지 못하기 때문에 섬유소를 불필요한 것으로 여겼다. 그러나 섬유소는 대장 미생물에 의해 발효되어 변으로 배출되는 과정에서 그 효능을 발휘한다. 섬유소는 변비를 예방해주고 독소를 흡착해서 몸 밖으로 배출한다. 그뿐만 아니라 장내 미생물의 먹이가 되어 유익균 증식에 도움을 준다.

섬유소를 많이 섭취하면 유익균이 우세한 상태를 유지할 수 있기 때문에 장내 환경이 좋아지고 이는 곧 면역력 상승으로 이어진다. 이런 이유로 1997년 세계영양학회는 식이섬유를 탄수화물, 단백질, 지방, 무기질, 비타민에 이은 6번째 영양소로 발표했다. 그만큼 식이섬유의 중요성이 인정되고 있는 것이다.

식이섬유는 크게 불용성과 수용성으로 나뉜다. 물에 잘 녹지 않는 불용성 식이섬유는 현미, 통곡물, 견과류, 고구마, 감자, 시금치, 옥수수, 양상추 등 우리가 일반적으로 '섬유질'이라고 알고 있는 식품들이다.

불용성 식이섬유는 위장과 소장을 지나면서 수분을 흡수해 대변의 부피를 크게 해주고 변비를 예방하는 효과가 있다. 특히 대장암을 유발하는 담즙과 유해균을 흡착해 배설시켜 대장암 예방효과가 탁월하다. 그러나 과도하게 섭취하면 소화가 잘되지 않아 배가 더 부룩하고 오히려 변비가 악화되는 경우도 있다. 그래서 충분히 익히고, 많이 씹어 먹어야 한다.

수용성 식이섬유는 물에 잘 녹는 식이섬유로 사과, 키위, 딸기, 바나나 등 과일과 다시마, 김, 곤약 등의 해조류, 그리고 버섯, 토란, 우엉, 양파, 당근 등에 많은 구아검, 카라야, 알긴산 등이다. 수용성 식이섬유는 물을 흡수하면 젤리처럼 부드러워지는데 변을 부드럽게 만드는 역할을 한다. 또한 수용성 식이섬유는 장내 유익균의 좋은 먹이가 되어 면역력을 높여주며 체중 조절에 도움이 되고 비만도 예방할 수 있다.

불용성 식이섬유와 수용성 식이섬유는 2:1의 비율로 섭취할 것을 권장한다. 하지만 일상에서 식이섬유를 종류별로 얼마나 섭취했는지 정확한 양을 측정하기란 어렵다. 그래서 참고하면 좋은 것이 일본 내과의사이자 장 권위자인 마츠이케 원장의 '한컵법'이다. 200ml 한 컵에 담긴 식품의 양을 표시하고 그에 포함되어 있는 식이섬유량을 표시해 대략적으로 하루에 얼마만큼의 식이섬유를 섭취하는지 확인할 수 있도록 한 것이다.

한 컵에 담긴 식품에 함유된 식이섬유량

식품명	한 컵에 포함된 식품량(g)	한 컵에 포함된 식이섬유량(g)
우엉	90	5.1
곤약	155	4.7
시금치	35	1.0
양파	105	1.7
양배추	40	0.7
당근	120	3.0
파	85	1.9
감자	115	1.5
셀러리	90	1.4
호박	95	2.7
표고버섯	50	1.8
피망	85	2.0
토마토	150	1.5
사과	100	1.5
망고	145	1.9

식품명	한 컵에 포함된 식품량(g)	한 컵에 포함된 식이섬유량(g)
블루베리	120	4.0
딸기	115	1.6
바나나	130	1.4
파인애플	136	2.0
키위	140	3.5

세계보건기구는 성인에게 하루 27~40g의 식이섬유를 섭취하도록 권장하는데 우리나라에서는 남성 25g, 여성 20g, 아동 15~20g을 권장한다. 2019년 한국인의 평균 식이섬유 섭취량은 대략 21.6g 정도로 나타나고 있다. 해가 갈수록 섭취량이 줄어들고 있기 때문에 신경 써서 챙겨먹을 필요가 있다. 장내 미생물의 먹잇감이 되어 장내 환경을 좋게 만드는 식이섬유를 매일, 충분히 섭취하면 여러 가지 효능을 직접 체험하게 될 것이다.

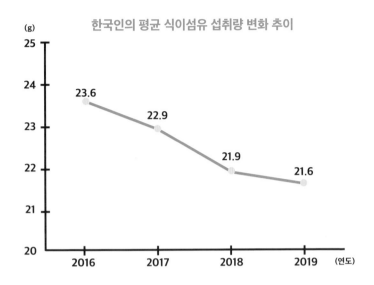

한국인의 평균 식이섬유 섭취량 변화 추이

(g)

25

24
　　23.6

23
　　　　　22.9

22
　　　　　　　　21.9　　　　21.6

21

20
　2016　　2017　　2018　　2019　(연도)

장이 좋아하는 음식으로 식단을 바꿔라

발효식품

음식물을 상온에 두면 미생물에 의해 부패 혹은 발효가 된다. 부패된 음식을 섭취하면 우리 몸은 독소 배출을 위해 설사를 일으키지만 발효음식을 먹으면 발효음식 속 유산균이 유해균을 제거해 오히려 건강에 유익하다. 말하자면 발효음식 속 유산균이 천연 항생제 역할을 하는 것이다. 또한 발효음식 속 유산균은 일명 날씬균으로 불리는 박테로이데스의 먹이가 되어 증식을 돕고 뚱보균인 퍼미큐테스를 감소시킨다.

발효식품처럼 프로바이오틱스와 프리바이오틱스가 많은 천연 음식물을 섭취하는 것은 장 건강을 돕는 좋은 방법이다. 대표적인 발효식품으로는 콩류(청국장, 낫또, 된장, 재래식 간장), 유제품(요구르트, 치즈), 채소류(김치, 장아찌), 삭힌 홍어 등이 있는데, 이들 발효식품에는 단백질이나 식이섬유가 프리바이오틱스로서 모두 포함되어 있다.

2006년 미국의 건강전문지 〈헬스닷컴〉에는 세계적인 건강음식 다섯 가지가 소개되었다. 우리나라의 김치, 일본의 낫토, 그리스의 요구르트, 유럽 지중해의 렌틸콩, 스페인의 올리브유다. 이 중 김치, 낫토, 요구르트 3가지가 발효식품이다. 발효식품은 유산균은 물론이고 유산균의 먹이인 프리바이오틱스까지 모두 풍부한 건강식품이다.

최근에는 외식과 배달 문화가 급격하게 발달되면서 점차 서구식 식습관이 자리 잡고 육류 섭취의 기회가 과도하게 늘어났다. 하지만 장 건강을 위해서는 한식 위주의 식단을 꾸리고 육류보다 채식 위주로 섭취하는 습관을 들이는 것이 중요하다. 이런 작은 노력들이 습관이 되면 결국 장 건강은 보상처럼 따라오게 된다.

장에 유용한 음식

1. 채소 : 잎채소, 케일, 시금치, 브로콜리, 양배추, 양파, 버섯, 껍질콩, 셀러리, 무, 미나리, 마늘, 파, 생강
2. 저당 과일/채소 : 피망, 토마토, 호박, 가지, 레몬, 라임
3. 발효식품 : 요구르트, 김치, 홍어, 된장, 청국장
4. 건강한 지방 : 올리브유, 코코넛 오일, 참기름, 아몬드 밀크, 아보카도, 견과류, 자연치즈, 씨앗류
5. 단백질 : 방사유정란, 야생 어류, 조개류, 조류, 방목육

피토케미컬, 천연 방패

프리바이오틱스는 주로 채소로 섭취한다. 채소는 프리바이오틱스인 동시에 피토케미컬도 섭취할 수 있어 면역력에 좋다. 채소에 풍부한 피토케미컬은 식물이 병충해로부터 스스로를 보호하기 위해 만들어내는 화학물질로, 밝혀진 것만 1만여 종이 넘는다. 섭취 시 면역력 상승, 암 예방, 항산화작용 등 몸에 유익한 기능을 한다. 흔히 알려진 라이코펜, 안토시아닌, 베타카로틴

등이 피토케미컬이다. 이런 피토케미컬은 각각 특유의 색이 있어 채소의 색을 보면 어떤 피토케미컬이 많이 함유되어 있는지 알 수 있다.

플라보노이드

안토시아닌, 카테킨, 이소플라본 등을 포함하여 5000여 가지가 넘는 종류가 있다. 항염, 항균, 항암, 항바이러스, 항산화 효과를 갖는데, 특히 병원균이나 박테리아가 조직 내부로 침투하지 못하도록 면역체계를 강화하고 염증을 줄여준다. 또한 혈당강하 효과가 있는데, 당뇨병 치료에 효과적이며 알레르기 반응을 진정시키고, 혈관을 강화하는 효과가 있다. 각종 과일과 채소에 함유되어 있으며 특히 녹차, 양파, 감귤류, 코코아, 블루베리, 은행, 적포도 등에 풍부하다.

카로티노이드

라이코펜, 베타카로틴, 루테인 등 600여 가지 종류를 포함하는 카로티노이드는 당근의 붉은 색소에서 유래했다. 식물에 있어서 자외선의 유해 작용을 막아주는데, 사람에게도 자외선에 손상받

기 쉬운 눈과 피부의 건강을 지켜주는 효과가 있다. 또한 강력한 항
암효과로 유리기를 제거하여 암의 발생과 증식을 막아준다. 베타
카로틴은 살구, 당근, 고구마 등, 알파카로틴은 당근, 호박, 고추 등,
루테인은 시금치, 브로콜리 등, 라이코펜은 토마토, 수박, 자몽 등
에 많이 함유되어 있다.

식물영양소의 1일 복용량	
플라보노이드	· 소나무 껍질 추출물(피크노제놀), 포도씨 추출물 : 300~500mg · 케르세틴 : 200~500mg · 녹차 추출물: 3~5잔이나 폴리페놀 80% 농도의 추출물 300~500mg
카로티노이드	베타카로틴 : 25,000IU

장이 싫어하는 음식

항생제

항생제를 복용하면 유해균뿐 아니라 유익균도 사멸한다. 질병으로 인해 불가피하게 항생제를 복용해야 할 때는 유산균 제제를 같이 복용하는 것이 좋다. 유산균은 몸에 해롭지 않은 천연항생제이므로 항생

제보다 유산균을 먹는 것이 좋다. 만약 항생제를 복용해야 한다면 항생제가 유산균을 죽일 수 있으므로 유산균은 항생제 복용 이후 최소 2시간 뒤에 먹도록 한다.

술

술은 에틸알코올이다. 에틸알코올은 우리 몸에 들어오면 아세트알데히드로 전환되었다가 초산이 되고 마지막에 물과 이산화탄소로 분해된다. 최종 산물인 초산은 에너지 생산을 늘려 건강에 유익하지만 중간 산물인 아세트알데히드는 체내에 축적되면 두통, 오심 등을 일으켜 건강에 유해하다. 지속적인 음주로 아세트알데히드가 쌓이고 술을 해독하는 간이 나빠지면 알코올성 간염, 간경화, 간암까지 발병할 수 있다. 또한 술을 마시면 유산균이 사멸하고 일시적으로 장염이 일어나 설사하기 쉽다. 음주를 하지 않는 것이 최선이지만 술을 마셔야 한다면 물과 유산균을 같이 섭취하는 것이 좋다.

가공식품

육류, 곱창, 장어, 튀김, 라면 등 지방이 많은 음식은 피해야 하는

데 여기에 가공식품도 포함된다. 가공식품은 지방이 많을 뿐만 아니라 방부제, 정제당, 각종 식품첨가물도 다량 함유되어 있어 장내 유해균을 증식시키고 유익균을 사멸시키는 원인이 된다. 되도록 적게 먹고, 식물성 섬유소가 많은 채소를 함께 먹는 게 좋다.

아침단식법 (하루 두 끼 식사법)

현대사회는 영양과잉시대다. 장의 불편함을 호소하는 사람이 30%가 넘는다. 장을 편안하게 하기 위해 음식을 절제하는 것은 어렵지만, 가장 쉽고 편하게 섭취량을 줄일 수 있는 방법은 아침단식법이다. 전날 저녁식사 때 섭취한 영양소들이 사용되지 못하고 간에 저장이 되어 있어 식사를 하지 않아도 영양이 충분하기 때문이다.

뇌가 포도당만을 에너지원으로 사용한다는 잘못된 인식이 있지만 뇌는 체내에 포도당 공급이 부족할 때면 지방을 태워 케톤체라는 에너지원을 만들어내어 사용한다. 케톤체를 뇌의 에너지원으로 사용하게 되면 엔도르핀의 분비량이 증가해 기분 좋은 상태를 유지할 수 있고 맑은 정신으로 활기차게 하루를 시작할 수 있다.

따라서 아침식사를 거르는 대신에 1리터 이상의 녹차나 물을 마실 것을 권장한다. 밤사이 부족했던 수분을 섭취하고 동시에 장운동을 일으켜 배변을 도와 장 건강에 좋다. 녹차에 함유된 소량의 카페인(15mg, 커피의 10분의 1)은 신진대사를 활발하게 만들어 주기도 한다. 또한 녹차에는 폴리페놀, 비타민, 아미노산, 사포닌 등이 있어서 체중 감량, 항암효과, 혈압 강하, 혈당 강하, 동맥경화 방지, 지방 감소, 항노화, 항알레르기 등 수많은 효과를 얻을 수 있다. 이것이 아침에 식사하는 대신 차를 마셔야 하는 이유이다.

'굶어 죽는 사람은 적고 과식해서 죽는 사람은 많다'는 속담이

간헐적 단식의 효과

1. 면역조절 기능 향상
2. 자가포식 작용 : 비정상세포의 성장, 독소와 만성염증, 기생충, 바이러스를 억제한다.
3. 조직재생 촉진 : 성장호르몬 분비가 활성화되어 조직 재생과 치유를 촉진한다.
4. 인슐린 민감성 증진

있다. 음식을 과다하게 섭취하면 소화불량을 일으켜 장내 미생물 균형이 깨지기도 한다. 과식하기 쉬운 현대사회에서 아침 단식을 통한 절식을 대부분의 사람들에게 권장하고 싶다.

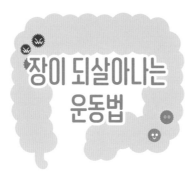

장이 되살아나는
운동법

　나는 지금도 안경 없이 신문을 본다. 남들보다 노화가 덜 온 것은 마늘 등의 항산화식품을 많이 먹는 덕도 있지만 매일 30분 동안 걷고 주말에는 북한강가의 나지막한 야산에서 2시간 정도 산행하는 덕분이다. 철학자 칸트는 매일 산책을 했고, 애플의 수장이었던 스티브 잡스, 마이크로소프트의 빌 게이츠는 걷기를 좋아해 직원 면접도 걸으면서 했다고 한다. 걸으면 스트레스가 해소되고 기분이 좋아지며 뇌에 혈류가 증가한다. 그 때문에 하루의 계획과 여러 가지 문제를 집중해서 생각할 수 있다. 무엇보다 가볍게 걷는 운동은 장의 연동운동을 도와 배변을 원활하게 하여 건강하게 해주고 면역력을 올려주기 때문에 건강에 꼭 필요한 습관이다.

운동선수들은 장수할까?

'매일 격렬하게 운동하는 선수들은 일반인보다 장수할까?'라는 질문을 던지면 사람들은 대개 건강하게 장수할 것이라고 답한다. 운동선수들이 일반인보다 신체 능력이 뛰어난 것은 사실이지만 의외로 평균수명은 짧다. 암으로 일찍 사망하는 사람이 일반인에 비해 많고, 운동을 그만둔 후에도 운동할 때만큼 많이 먹다가 비만이 되기 쉽다. 실제로 국가대표 야구선수 최동원은 직장암, 장효조는 간암으로 유명을 달리했고, 얼마 전에도 월드컵 4강 신화의 주역이었던 축구선수 유상철이 췌장암으로 별세하여 팬들의 마음을 아프게 했다.

강도 높은 운동을 하면 우리 몸은 그만큼 많은 산소를 필요로 한다. 산소에는 보통 2~3%의 활성산소가 포함되어 있는데, 문제는 이 활성산소다. 일반적으로 산소는 안정된 구조를 가지고 있지만 활성산소는 '유리기'라는 것을 만든다. 유리기는 암을 유발하는데, 평상시의 우리 몸은 유리기를 분해하여 정상 산소나 물로 만들지만, 유리기가 너무 많으면 다 제거하지 못해 암에 걸릴 확률이 높아진다. 만약 운동선수처럼 고강도의 운동을 하는 사람이라면 셀레늄, 비타민C 같은 항산화제와 유산균을 섭취하면 유리기를 제거하는 데 도움이 되어 암을 예방할 수 있다.

어느 정도의 운동을 할 것인가?

나는 환자들에게 무리한 근력운동이나 실내운동보다는 야외에서 가볍게 걸어보라고 권한다. 일반적으로 적당한 운동은 최대 심박수의 60%를 유지하는 운동이다. 이는 숨이 약간 차는 정도로, 사람에 따라 다르겠지만 보통 빨리 걷기나 나지막한 산에서 등산을 하는 정도이다. 운동은 건강에 도움이 되지만 너무 고강도로 하는 것보다 적당히 하는 것이 건강에 더 좋다. 장운동을 촉진하고 유익균을 늘리는 등 장 건강과 직접적인 연관을 갖는 운동은 한마디로 '습관'이다. 건강에 유익한 습관은 그저 생각만 하기보다는 직접 실천에 옮기는 것이 무엇보다 중요하다. 책을 잠시 덮고 밖으로 나가 잠깐이라도 걸어보길 권한다.

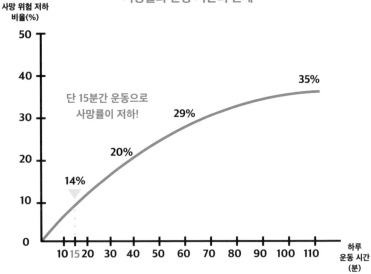

사망률과 운동 시간의 관계

사망 위험 저하
비율(%)

50
40
35%
30
29%
20
20%
단 15분간 운동으로
사망률이 저하!
14%
10
0
10 15 20 30 40 50 60 70 80 90 100 110

하루
운동 시간
(분)

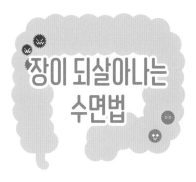

장이 되살아나는
수면법

미국 툴레인대학교 연구팀은 수면 습관과 심부전 발병 간의 관계를 10년간 연구했다. 연구 결과 건강한 수면 습관을 가진 그룹은 수면의 질이 떨어지는 그룹에 비해 심부전 발병 위험이 42% 낮은 것으로 나타났다. 깊은 잠을 자지 못하면 몸의 교감신경을 자극해 혈압이 높아지고 면역시스템이 정상적으로 작동하지 않아 각종 질환의 위험이 높아진다. 올바른 수면 습관을 가지는 것은 면역력을 키우고 각종 질환의 위험에서 벗어날 수 있기 때문에 매우 중요하다.

"나는 우거지 음식을 좋아하고 매일 걸으며 일찍 자고 일찍 일어납니다."

100세를 바라보시는 국민MC 송해 선생님의 건강 비결은 이 말로 압축된다. 그 어떤 산해진미나 특별하고 비싼 관리가 아닌, 일상에서 누구나 지킬 수 있는 습관이다. 하지만 이 특별할 것 없는 말이 바로 장 건강의 핵심이자 정답이다.

뇌 과학자들은 '뇌는 잠을 잘 때 뇌에 쌓인 노폐물을 뇌척수액으로 정화한다'라고 밝혔다. 그래서 잠을 잘 자고 나면 개운함이 이루 말할 수 없지만 잠을 잘 못 자면 머리가 무겁고 집중력이 떨어지며 찌뿌듯하다. 수면 부족은 인지 능력이나 신경 기능을 저하시키고 당뇨병, 심장병, 암, 치매 등의 발병 위험을 증가시킨다. '잠이 보약'이란 말이 괜히 생겨난 것이 아니다.

지금은 '빛 공해'라는 말이 생겨날 정도로 한밤중에도 도심이 불야성을 이룬다. 낮과 밤의 구분이 모호해진 지 오래인 현대인에게 불면증은 너무나도 흔하다. 자야 할 시간에 잠드는 것이 건강의 기본이지만 이 기본을 지키지 못하는 이들이 많다는 것은 매우 심각한 일이다.

일시적 불면증은 심한 스트레스나 다음 날에 대한 설렘, 여행 시차 등이 원인이고, 만성 불면증은 수면을 유도하는 호르몬인 멜라토닌이 부족하기 때문이다. 수면호르몬인 멜라토닌은 인체의 자연적인 리듬을 통제하는 생체시계를 맞추고 제어하는 역할을 한다. 밤에

숙면을 취하고 낮에 활기차게 생활할 수 있도록 돕는 것이다. 따라서 멜라토닌이 제대로 분비되어야 질 좋은 수면을 취할 수 있다.

혈중 멜라토닌 농도는 저녁 6시경부터 농도가 짙어지기 시작한다. 자정이 넘어 정점에 도달하고 다시 서서히 낮아져 새벽 6시가 되면 최저점이 된다. 멜라토닌은 약을 통해 인위적으로 보충할 수도 있지만 되도록 생체리듬을 따르는 것이 좋다. 즉, 아침 6시 전에 기상하고 저녁 10시 전에 취침하는 습관이 중요하며, 오후에 15분 정도의 짧은 낮잠을 잘 것을 권한다. 숙면을 취하려면 잠들기 3시간 전까지는 식사를 마치고, 핸드폰이나 TV, 컴퓨터 등의 전자기기는 잠들기 1시간 전부터는 사용하지 말아야 한다. 그래야 멜라토닌 분비에 방해가 되지 않는다.

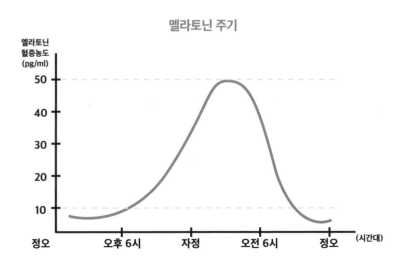

멜라토닌 주기

질 좋은 수면을 위한 습관

4시간	+	8시간	=	12시간

저녁식사 후 수면까지의 시간	• 두뇌와 몸을 해독 • 손상된 신체 재생, 복구 • 위장을 쉬게 한다. • 학습효과 극대화 • 항산화 작용 • 면역 작용	저녁 6~7시부터 익일 아침 6~7시까지 음식 섭취 금지

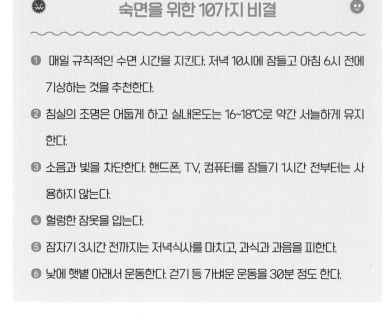

숙면을 위한 107가지 비결

❶ 매일 규칙적인 수면 시간을 지킨다. 저녁 10시에 잠들고 아침 6시 전에 기상하는 것을 추천한다.

❷ 침실의 조명은 어둡게 하고 실내온도는 16~18℃로 약간 서늘하게 유지한다.

❸ 소음과 빛을 차단한다. 핸드폰, TV, 컴퓨터를 잠들기 1시간 전부터는 사용하지 않는다.

❹ 헐렁한 잠옷을 입는다.

❺ 잠자기 3시간 전까지는 저녁식사를 마치고, 과식과 과음을 피한다.

❻ 낮에 햇볕 아래서 운동한다. 걷기 등 가벼운 운동을 30분 정도 한다.

잠들기 전 2시간은 운동을 하지 않는 것이 좋다.

❼ 목욕은 자기 2시간 전, 40도 정도의 따뜻한 물로 한다.

❽ 낮잠은 점심시간 후 15분 정도가 좋으며 오후 3시 이후에는 자지 않는다.

❾ 오후에는 카페인과 니코틴을 피한다. 카페인은 완전히 배출되는 데 8시간이 걸린다.

❿ 명상, 기도 등으로 긴장을 푼다.

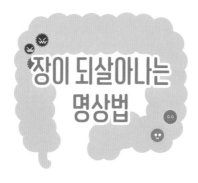

장이 되살아나는 명상법

과민성대장증후군으로 진료받는 환자 수를 보면 8월부터 만 18, 19세 환자가 급증하고, 9~11월에는 가장 많은 진료 인원을 기록한다. 대입수학능력시험을 앞두고 과도한 긴장과 스트레스로 인해 많은 학생들이 과민성대장증후군을 겪는 것으로 해석된다. 이렇듯 스트레스는 장 건강과 직결되는 문제다. 스트레스로 인해 분비가 촉진되는 호르몬은 장운동을 방해하고 유익균의 활동을 저해하여 장내 환경을 악화시킨다. 이는 곧 설사나 변비 등의 문제를 유발하거나 심각한 경우 각종 질환, 혹은 암까지 유발할 수 있다. 그러므로 스트레스 상황을 최대한 피하고, 긍정적인 마음을 가지고 생활하는 것이 좋다. 가벼운 명상을 습관화하면 스트레스를 덜고 우리 몸의 면역세포를 활성화해 질환을 예방할 수 있다.

세상에는 원인을 알 수 없고 치료법도 뚜렷하지 않은 질환이 많다. 예를 들면 폐 섬유화, 다발성경화증, 우울증 등이 대표적이다. 폐 섬유화는 폐가 딱딱하게 굳어가는 질환으로 호흡이 힘들어 산소 교환이 안 되고 심하면 사망에 이르는 질환이다. 내가 일요일마다 다니는 가톨릭 수도원에 계신 74세 수사님이 앓고 계신 병이기도 하다. 폐 이식을 할 정도는 아니지만 병이 더 진행되지 않도록 많은 노력이 필요한 상황이었다. 나는 수사님이 지내시는 공기 좋고 평화로운 수도원에서 명상과 기도를 하실 것을 권유했다. 명상과 기도 덕인지 진찰 이후 수년이 지났지만 다행스럽게도 수사님의 폐 섬유화는 진행이 늦춰졌다.

심상치료가 암에 도움이 되는가?

미국의 방사선종양학과 의사인 칼 사이먼튼은 현대의학으로는 더 이상 치료할 수 없는 159명의 말기 암 환자에게 10분씩 하루 3번의 명상을 매일 하도록 했다. 의학적으로는 '심상치료(상상치료)'라고 하는데, 그 결과 심상치료를 하지 않은 말기 암 환자들보다 2배 이상 오래 생존하였고 그들이 느끼는 통증도 확실히 적었다고 한다. 이 중에 14명은 암이 완치되기까지 했다.

우리의 몸은 정신세계와 분리되어 있는 듯이 보이지만 하나로 연결되어 긴밀한 신호를 주고받는다. 그렇기 때문에 많은 질환의 경과는 정신의 지배를 받고 또 스트레스로 인해 발병하는 질환도 많다. 한번은 우리 병원에 40대 초반의 여성이 혈변을 본다며 찾아왔다. 대장내시경을 해보니 S상결장에 2cm 정도의 암이 발견되어 초기 대장암으로 보였지만 간 10여 군데에 전이가 된 4기 대장암 상태였다. 그 환자는 어떤 유부남의 애인으로 살아오면서 어머니의 반대와 질책에 "내가 죽어버리고 말겠다"는 말을 입버릇처럼 달고 살았다고 한다. 극도의 스트레스를 받는 상황에서 면역력이 약해져 초기 암인데도 전이가 발생한 것으로 보였다.

공기 좋고 평온한 전원에서 명상을 하면 우리 몸의 면역 상태가 개선되어 암세포를 죽이는 자연살해세포, 즉 NK세포가 24% 더 활성화된다. 그야말로 그 자체가 항암치료인 것이다. 우리 몸의 자율신경은 교감신경과 부교감신경으로 나뉘는데, 교감신경은 싸울 때 활성화되고 부교감신경은 평화로울 때 활성화된다. 부교감신경이 활성화되면 자연살해세포의 기능도 활발해진다.

교감신경	부교감신경
싸울 때	평화로울 때
혈압 상승, 맥박 상승	혈압 저하
면역기능이 떨어진다.	NK세포가 활성화되어 면역기능이 향상된다.

명상은 어떻게 하나?

명상법은 기도와 일맥상통한다. 기도를 하면 여러 가지 생각이 끊임없이 떠오르는데 이를 없애려면 어떤 주문을 계속해서 외워야 한다. 각각의 종교는 그들만의 주문이 있다. 불교는 '나무아미타불 관세음보살', 가톨릭은 주기도문 또는 성모경을 외운다. 주문을 외우다 보면 어느 순간 마음이 평온해지고 온몸이 편안한 상태로 이완되는 것을 느낄 수 있다.

나는 심신의 스트레스로 고통받고 있는 많은 이들을 위해 명상센터를 설립하고 싶다는 꿈을 가지고 있다. 현대의학으로 치료가 더 이상 불가능할 때도 포기하지 않고 '심상치료'를 통해 끝까지 치유하면 좋은 결과가 있기도 하다. 또한 스트레스로 인해 장이 불편한 사람에게 명상법이 큰 도움이 될 수 있다는 것도 널리 알리고 싶다. 하루 딱 5분만이어도 좋다. 가벼운 명상으로 스트레스를 줄이고 우리 몸의 면역세포를 활성화시키면 면역력을 강화할 수 있다.

좌선 명상법

① 조명을 약간 어둡게 한다.

② 새소리, 물 흐르는 소리 등 자연의 소리를 잔잔하게 틀어놓는다.

③ 정좌하고 눈을 감는다.

④ 1부터 5까지 천천히 숫자를 세며 심호흡을 한다.

⑤ 자신이 자연 속에 있다는 상상을 하며 본인이 바라는 것, 예컨대 낫는다든지 사업 등이 이루어진 것을 상상하면서 10분간 명상을 한다.

마음에서 면역력을 만들어내는 요소

- 웃는 얼굴
- 긍정적 사고
- 자연과 가까운 생활
- 규칙적인 생활
- 적당한 운동
- 스트레스 최소화

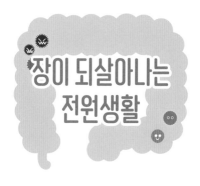

장이 되살아나는
전원생활

노르웨이를 비롯한 북유럽의 국민들은 90% 이상이 저마다 조그만 여름 별장을 가지고 있다. 나도 주말을 서울에서 30분 거리에 위치한 근교인 양평군 서종면에 있는 조그만 전원주택에서 보낸다. 이곳에서 책을 쓰고 독서, 텃밭농사, 산행도 하며 행복한 주말을 보내고 있다.

아토피가 너무 심해서 온갖 치료를 해도 낫지 않던 어린아이들이 공기 좋은 곳의 전원주택으로 이사를 가면 눈에 띄게 좋아지는 경우가 많다. 과거에는 그 이유를 잘 몰랐지만 최근 마이크로바이옴 연구가 활발해지면서 아이들이 흙의 미생물과 접촉하게 되어 알레르기 증상이 없어진 것이라고 밝혀졌다. 암 환자나 난치성 질환 환자에게 원예치료를 하면 증세가 좋아지는 이유이기도 하다.

전원생활은 크게 두 가지 방법으로 할 수 있다. 첫 번째는 완전히 전원주택으로 이사를 가는 것이고, 두 번째는 주말에만 전원주택에서 생활하는 것이다. 완전히 이사하는 것은 경제적으로는 큰 문제가 없을 수 있지만 출퇴근 시간이 길어져 힘든 면이 있다. 주말 전원주택은 경제적 여유가 없다면 상대적으로 힘들지만 저렴한 토지와 작은 이동식 주택을 구입하여 살기도 한다. 어느 방법을 선택하더라도 쉽지 않은 결정을 내려야겠지만 스트레스가 많거나 질병을 앓고 있는 사람 등은 전원주택에서 생활해볼 것을 권한다.

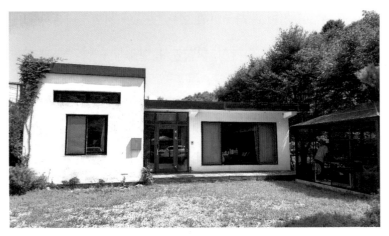

필자의 전원주택. 공기 좋고 평온한 양평군 서종면에 위치하고 있다.

장을 되살리는 습관

- 소식하기 : 우리가 하루 세끼를 먹기 시작한 것은 인류 역사에서 얼마 되지 않았다. 우리 몸의 유전자는 굶주림에 익숙하다.
- 간헐적 단식 : 장이 쉴 수 있는 시간을 주어야 한다. 아침식사를 하지 않고 대신 녹차를 마신다. 저녁식사는 8시 이전에 마친다.
- 녹차 마시기 : 녹차에는 우리 몸에 유용한 성분이 많이 들어 있다.
- 육류, 가공식품 섭취를 줄이고 식물성 섬유질을 많이 섭취한다.
- 유산균을 매일 먹는다.
- 술 줄이기 : 술을 마시면 전신에 해로운 작용을 하고 장내 미생물을 사멸시킨다.
- 금연하기 : 담배는 백해무익하다. 니코틴 패치를 사용하면 금연하는 데 도움이 된다.
- 운동하기 : 격렬한 운동보다는 땀이 약간 나는 정도의 걷기 등 가벼운 운동을 한다.
- 올바른 수면하기
- 명상하기 : 마음을 평온하게 하고 행복을 느낀다.

대장항문외과 전문의가 풀어주는 유산균 Q&A

1. 유산균은 어떤 사람이 먹어야 하나요?

장에는 우리 몸의 면역세포 중 70%가 분포하고 있다. 유산균은 장내 환경을 좋게 만들어 면역력을 상승시켜 준다. 따라서 모든 사람이 먹으면 좋은데, 특히 유산균을 섭취하면 좋은 분들은 아래와 같다.

① 장 질환 환자 : 변비, 설사, 과민성 장, 염증성 장 질환(궤양성 대장염, 크론병, 장결핵 등), 위염, 위궤양 등
② 아토피, 비염, 피부염 등 알레르기성 질환 환자
③ 우울증, 조울증 등 정신질환 환자
④ 암 수술 또는 이식 수술을 받은 환자
⑤ 비만한 사람
⑥ 항생제를 복용 중인 사람

⑦ 스트레스에 시달리며 만성피로인 사람 : 수험생, 직장인 등

⑧ 임산부

⑨ 질염, 방광염을 자주 앓는 여성

⑩ 배앓이를 자주 하는 어린이 : 특히 제왕절개로 태어났거나 모유를 충분히 먹지 못한 경우

⑪ 노인

2. 술만 마시면 다음 날 꼭 설사를 해요. 유산균을 복용하면 도움이 될까요?

술을 마시면 장 점막을 자극하여 장염이 생기고 유산균을 사멸시켜 설사를 유발한다. 유산균을 음주 전에 미리 먹거나 음주 후에라도 섭취하면 설사의 빈도가 줄어든다. 또한 술은 되도록 물과 같이 마신다. 술을 3~4잔 마시면 소변을 많이 보게 되고 탈수에 이르기 쉽다. 가급적 술 먹는 횟수를 줄이고 술자리는 최대한 일찍 끝내도록 한다.

3. 저는 남들보다 적게 먹는데 살이 잘 빠지지 않아요. 유산균을 먹으면 다이어트에 도움을 받을 수 있나요?

장내 미생물 중 퍼미큐테스는 비만을 유발하고 박테로이데스는 체지방을 연소시키는데, 비만인 사람은 퍼미큐테스의 비율이 정상 인에 비해 2~3배 높다. 유산균 제품에는 박테로이데스가 많이 들어 있고, 특히 비만 특화 프로바이오틱스에는 박테로이데스뿐 아니라 가르시니아 캄보지아, 모유 유산균 등이 함유되어 있어 체중 조절에 도움이 된다.

4. 환절기마다 감기를 달고 살아요. 면역력이 약해서 그런 것 같은데, 면역력을 어떻게 높여야 할까요?

면역력이란 몸에 침입한 세균과 바이러스 혹은 암세포 따위를 죽이는 힘이다. 면역력이 약하면 크고 작은 병에 걸리기 쉽다. 장에 는 면역세포의 70%가 몰려 있는데 유산균을 복용하여 장내 유익 균의 비율을 높이면 면역력이 올라간다. 유산균 섭취가 면역력 상승에 직접적으로 도움이 된다. 그 외 30분 걷기 등의 적절한 운동과 비만 해소, 쾌변, 쾌면, 명상 등을 꾸준히 하면 면역력을 올릴 수 있다. 양바이오에서는 면역강화 특화 유산균을 판매하고 있다.

5. 질염에 자주 걸리는데 왜 유산균이 좋은가요?

여성의 생식기는 외부에 노출되어 있어 균이 침입하기 쉽다. 따라서 침입하는 세균을 막기 위해서는 질의 산도가 pH 3.5~4.5 정도로 유지되어야 한다. 그래야 침입한 유해균을 죽일 수 있다. 유산균을 복용하면 질 내 유산균 수가 늘어나 질염 치료에 도움이 되고, 천연 항생제 역할을 한다. 프로바이오틱스 중 락토바실러스 플란타룸, 브레비스, 살리바리우스, 아시도필러스, 카제이, 가세리, 비피도박테리움 락티스 등이 질염에 효과적인 것으로 알려져 있다. 이런 프로바이오틱스를 활용한 여성 특화 유산균이 많이 시판되고 있고 양바이오에서도 판매하고 있다. 단, 의료법에 의해 여성 유산균, 질염 유산균이라는 용어를 사용할 수 없기 때문에 이너케어 유산균이라는 이름을 사용하고 있다.

6. 업무상 화장실에 가고 싶을 때 바로바로 가지 못해서 방광염에 자주 걸려요. 지인이 방광염에 유산균이 좋다고 추천해줬는데, 유산균이 정말 효과가 있나요?

여성이 질염에 걸리면 요도로도 세균이 침입하기 쉬워져 방광염에도 걸리기 쉽다. 앞서 말한 질염에 도움이 되는 유산균을 섭취하면 방광염에도 도움이 된다. 중년이 되면 에스트로겐 혈중농도가 떨어져 유산균이 적어지므로 유산균을 복용하면 염증이 가라앉아 질염이 적게 생기고 방광염에도 잘 안 걸리게 된다.

7. 유산균은 언제 복용하는 게 가장 좋은가요?

2001년 서울대학교 의과대학이 제출한 논문에서는 공복 시나 식사 후에 유산균을 섭취했을 때 십이지장으로 넘어가는 유산균의 수에 차이가 없었다. 그러므로 공복 시, 식사 직후, 식후 1시간 등 어느 때에 섭취해도 무방하다.

8. 일반 알약처럼 캡슐에 들어 있는 유산균이 있고, 스틱 안에 과립형으로 들어 있는 제품이 있는데 어떤 게 더 좋은가요? 효과에 차이가 있나요?

회사마다 유산균을 위산과 담즙산으로부터 보호하고 살아서 장으로 갈 수 있도록 연구, 생산하여 판매하고 있기 때문에 어느 제품이라도 비슷한 결과를 보인다. 캡슐형이라면 캡슐이 십이지장을 지나서 분해되는 제품이 효과가 더 좋다. 과립형은 대개 6시간 후에 코팅이 풀리는데, 그때는 위와 소장을 지난 후이기 때문에 위와 소장에서는 기능할 수 없다.

9. 아버지께서 얼마 전에 대장암 수술을 받으셨어요. 유산균을 드시면 좋을까요?

대장암에 걸린 사람들은 대장에 유해균 비율이 높은 상태이다. 대장암 수술 후 유산균을 복용하면 면역기능이 일부 증진되어 재발률을 낮출 수 있다. 또한 수술 후 배변 횟수가 많아지고 설사하기 쉬운데 유산균을 복용하면 이런 증상도 호전된다.

10. 임신 3개월째로 접어드는 임산부입니다. 영양제 하나를 고르는데도 무척 조심스럽네요. 임산부가 유산균을 먹어도 괜찮은지 궁금합니다.

태아는 어머니와 아버지로부터 유전자를 반씩 물려받았기 때문에 어머니의 몸은 태아에 대한 거부반응이 생길 수 있다. 몸은 거부반응을 없애기 위해 면역관용이 생겨 면역력이 낮아진 상태가 된다. 임산부가 유산균을 먹으면 장에 유익균이 많아져 낮아진 면역력을 보충할 수 있고, 임산부가 흔히 겪을 수 있는 변비, 질염을 해소하는 데 도움이 된다.

또한 산도를 빠져나오면서 어머니의 유산균을 물려받게 되는 태아에게 좋은 유산균을 전달할 수 있게 된다. 자연분만으로 태어나 어머니로부터 유산균을 물려받은 아기가 제왕절개로 태어난 아기보다 병치레가 적고 아토피 등 알레르기성 피부염이 적게 걸린다.

11. 그동안 해외직구로 유명 유산균을 비싼 가격에 구입해 먹었어요. 과연 수입산 유산균이 더 좋은 걸까요?

나라마다 먹는 음식과 생활환경이 달라 장내 미생물 분포가 달라진다. 따라서 한국인은 한국인의 장에서 유래한 유산균이 가장 좋다. 국산 식물성 유산균은 원래 짜고 산성인 환경에서 살아서, 코팅을 안 한 자연 상태에서도 대장까지 80~90%가 살아서 도달한다. 한국인에게는 미국, 유럽에서 생산된 유산균보다 한국 유산균이 가장 좋다고 할 수 있다.

12. 유산균 중 생균 제제와 사균 제제는 어떤 차이가 있나요?

유산균은 생균제와 사균제로 나뉜다. 생균제는 살아 있는 유산균으로, 섭취하면 장까지 살아서 도달해 증식한다. 사균제는 유산균을 배양한 뒤 동결건조하여 만든 제품이다. 사균제는 다른 유산균의 먹이로 사용되어 증식을 돕고 대사산물이 장에 유익하게 작용한다. 제품 기한에 제한이 적고 냉장보관할 필요가 없다. 생균제도 만든 지 오래되어 균이 죽은 상태여도 살아있는 유산균과 다른 제나름대로의 기능을 하므로 만든 지 조금 오래된 제품을 먹더라도 유익하다.

13. 유산균은 꼭 냉장보관을 해야 하나요?

생균제제의 유산균은 살아 있는 균이기 때문에 균의 사멸을 줄이기 위해서는 냉장보관을 하는 것이 좋다. 생균제의 경우 유산균의 먹이가 되는 프리바이오틱스를 같이 넣어주면 유산균의 생존율이 높아진다.

14. 장에 좋은 식품은 무엇이 있나요?

식이섬유가 많은 채소, 즉 우엉, 양파, 당근, 감자, 토마토, 블루베리, 그리고 김치, 청국장, 요구르트 같은 발효식품이 좋다. 플라보노이드가 많은 녹차, 감귤류, 적포도, 카로틴이 많은 당근, 고구마,

호박 등도 좋다.

15. 나이가 들수록 유익균이 없어진다는데 유산균을 섭취하면 효과를 볼까요?

나이가 들수록 유익균인 비피도박테리움의 숫자가 줄어들고 유해균인 대장균, 클로스트리디움이 증가하여 노화를 촉진한다. 유산균을 섭취하면 노화가 지연되고 장수하게 된다.

16. 일주일에 적어도 3일 이상은 고기를 먹는 육식파인데 배변 습관이 규칙적이지 않아요. 유산균을 섭취하는 게 좋을까요?

육식을 많이 하면 변비가 생기기 쉽다. 변비인 사람들은 유산균을 섭취하면 장의 연동운동이 촉진되어 변비를 해소하고 복부팽만감도 줄여준다.

17. 아기 때부터 유산균을 먹이는 게 좋을까요?

변비가 있거나 설사를 자주 하고 배앓이를 하는 신생아, 영유아는 유산균이 큰 도움을 준다. 제왕절개로 태어난 아기의 장에는 비피도박테리움 같은 유익균이 부족하므로 따로 먹여 보충해주는 것이 좋다.

18. 유산균을 다른 영양제와 함께 복용해도 되나요?

물론 같이 복용해도 된다. 다른 영양제와 유산균을 같이 먹으면 유산균이 다른 영양제의 흡수를 돕는다.

19. '3중 코팅', '특허 받은 코팅' 이런 문구를 내세우는 유산균 제품이 많던데요, 꼭 코팅된 유산균을 먹어야 하나요?

코팅된 유산균은 몸속에 들어가면 6시간 후에 코팅이 풀리면서 유산균이 활동을 시작한다. 단점은 코팅된 유산균은 6시간 전에는 몸속에서 활동을 못해 위와 소장에서는 작용을 거의 못한다는 것이다. 그러나 김치유산균, 청국장유산균 등 식물성 유산균은 섭취한 유산균의 80~90%가 대장까지 살아서 도달하므로 코팅이 크게 필요가 없다. 그래서 코팅된 유산균과 코팅이 안 된 유산균을 섞어서 복용하면 좋은 것으로 생각된다.

20. 유산균 음료를 섭취하면 유산균 제품을 따로 복용하지 않아도 되나요?

유산균 발효유는 보통 제조일로부터 2~3일 뒤가 유산균 수가 가장 많아서 이때 섭취하면 좋다. 하지만 유산균 음료라고 해서 유산균이 충분히 있다고 단정 지을 수 없다. 따라서 유산균 제품을 같이 복용해주는 것이 좋다.

21. 유산균은 한 달 섭취분에 1만 원에서부터 20만 원까지 가격대가 다양합니다. 어떻게 골라야 하나요?

유산균은 아래와 같은 5가지 기준을 두고 고를 수 있다.

① 함유된 보장균수 : 우리나라 식약청에서는 1억~100억 CFU를 권장한다. 100억 마리를 보장하려면 투입균수는 보통 1200억 마리 정도다. 그러므로 보장균수와 투입균수를 구별해서 보아야 한다.

② 프리바이오틱스 유무 : 프리바이오틱스가 섞여 있어야 유산균이 오래 생존하고, 유산균이 정착과 번식을 잘한다.

③ 제조일자 : 생균제라면 구매일 기준 6개월 이내에 제조된 것이 좋다. 제조한 지 1년이 지나면 유산균의 약 20%만이 생존한다. 그러므로 저렴하게 구매할 수 있다고 6개월, 1년 동안 섭취할 양을 한 번에 구입하는 것은 좋지 않다. 되도록 1~2개월 동안 섭취할 것만 구입하고 그 이상은 구매하지 않는 것이 좋다.

④ 기능성 유산균 여부 : 과민성 장, 소화력, 면역, 질염, 복부팽만, 설사, 변비 등에 도움이 되는 유산균을 골라 복용한다.

⑤ 수입 유산균인가, 국산 유산균인가: 한국인에게는 수입 유산

균보다는 국산 유산균이 더 적합하다.

22. 유산균의 일반적인 효능은 무엇인가요?

① 항균작용 : 대장균 같은 장내 유해균을 없앤다.

② 항암효과 : 암을 예방하고 암세포의 증식을 억제한다. 활성산
소를 제거한다.

③ 면역력 증진 : 면역은 세균과 암세포에 대항하는 힘이다.

④ 변비 개선 : 유산균이 장에서 유산과 초산을 만들어 장 점막을
자극하고 평활근의 운동을 촉진하여 연동운동을 잘하게 한다.

⑤ 혈중 콜레스테롤 저하

⑥ 수명 연장

⑦ 설사 개선 : 유해균을 억제하고 장을 청소해주는 정장작용

⑧ 여성 질염 예방

⑨ 스트레스 감소

23. 유산균이 특히 유용한 질환은?

① 대장암 : 유산균은 장세포가 돌연변이를 일으키는 것과 대장
   암 세포가 증식하는 것을 억제한다.

② 염증성 장 질환(궤양성 대장염, 크론병) :
   염증성 장 질환 환자는 유해균이 증가되어 있는데, 유산균은
   유해균을 억제하고 유익균을 증가시켜 증상 개선, 재발 방지
   를 한다.

③ 과민성 장 : 변비와 설사를 개선해준다.

④ 알레르기, 자가면역질환 : 유산균을 섭취하면 조절 T세포가
   활성화되어 과도한 면역작용을 억제한다.

⑤ 염증 감소 : 치루, 위염, 염증성 장질환, 골반염, 간경화 등의
   염증반응을 줄게 한다.

⑥ 비만 : 비만환자는 비만균인 퍼미큐테스 비율이 높고 날씬균
   인 박테로이데스 비율이 낮다. 유산균을 섭취하면 이 비율이
   정상화되어 비만을 치료한다.

⑦ 당뇨병 : 유산균은 단쇄지방산 생성을 증가시키는데 단쇄지
   방산은 장의 세포를 자극하여 인크레틴의 분비를 촉진하여

인슐린 분비를 촉진한다.

⑧ 질염 : 여성의 질에 유산균의 농도가 떨어져 발병한 질염, 방광염은 유산균 복용으로 치료할 수 있다.

⑨ 고지혈증, 고콜레스테롤증 : 유산균은 콜레스테롤 수치를 떨어뜨려 동맥경화를 예방하고 심근경색 같은 심혈관계 질환과 뇌졸중, 뇌혈관질환을 예방한다.

24. 장 건강에 도움이 되는 것은 무엇이 있나요?

① 식이섬유 섭취

② 운동

③ 질 좋은 수면

④ 명상

⑤ 녹차

⑥ 전원 가기, 숲속 걷기

25. 장 건강에 해가 되는 것은 무엇이 있나요?

① 항생제

② 술

③ 고지방 식이 : 과도한 육류 섭취, 튀김 등

④ 부족한 채소 섭취

⑤ 과식

⑥ 불면증

⑦ 과다한 스트레스

참고문헌

1. A. J. Mcbain, G. T. Macfarlane, "Ecological and physiological studies on large intestinal bacteria in relation to production of hydrolytic and reductive enzymes involved in formation of genotoxic metabolites", Journal of Medical Microbiology, 1998 May, https://doi.org/10.1099/00222615-47-5-407

2. Agata Binienda, Agata Twardowska, Adam Makaro, Maciej Salaga, "Dietary Carbohydrates and Lipids in the Pathogenesis of Leaky Gut Syndrome: An Overview", International Journal of molecular Sciences, 2020 Sep, 21(21): 8368, https://doi.org/10.3390/ijms21218368

3. Antonio Tursi, Giovanni Brandimarte, Gian Marco Giorgetti, Giacomo Forti, Maria Ester Modeo, Andrea Gigliobianco, "Low-dose balsalazide plus a high-potency probiotic preparation is more effective than balsalazide alone or mesalazine in the treatment of acute mild-to-moderate ulcerative colitis", Medical Science Monitor, 2004 Now, 10(11):126:131

4. Cristiano Pagnini, Rubina Saeed, Giorgos Bamias, Kristen O. Arseneau, Theresa T. Pizarro, and Fabio Cominelli, "Probiotics promote gut health through stimulation of epithelial innate immunity", PNAS, 2010 Jan, 107(1): 454-459, https://doi.org/10.1073/pnas.0910307107

5. D Hallera, C Bodea, W P Hammesb, A M A Pfeiferc, E J Schiffrinc,

S Blumc, "Non-pathogenic bacteria elicit a differential cytokine response by intestinal epithelial cell/leucocyte co-cultures", Gut. 2000, 47:79-87, https://gut.bmj.com/content/47/1/79

6. David R. Mack, Sonia Michail, Shu Wei, Laura McDougall, Michael A. Hollingsworth, "Probiotics inhibit enteropathogenic E. coliadherence in vitro by inducing intestinal mucin gene expression", Mucosal Biology, 1999 Apr, 276(4)G941-G950, https://doi.org/10.1152/ajpgi.1999.276.4.G941

7. Fuller R. AFRC, "Probiotics in man and animals", J Appl Bacteriol. 1989 May, 66(5):365-78. C10.1111/j.1365-2672.1989.tb05105.x

8. Grégoire Wieërs, Leila Belkhir, Raphaël Enaud, Sophie Leclercq, Jean-Michel Philippart de Foy, Isabelle Dequenne, Philippe de Timary and Patrice D. Cani, "How 9.   Probiotics Affect the Microbiota", Frontiers in Cellular and Infection Microbiology, 2000 Jan, https://doi.org/10.3389/fcimb.2019.00454

10. Jan-Michel Otte, Daniel K. Podolsky, "Functional modulation of enterocytes by gram-positive and gram-negative microorganisms", Gastrointestinal and Liver Physiology, 2004 Apr, https://doi.org/10.1152/ajpgi.00341.2003

11. John J Cebra, "Influences of microbiota on intestinal immune system development", The American Journal of Clinical Nutrition, 1999 May, 1046s–1051s, https://doi.org/10.1093/ajcn/69.5.1046s

12. Jotham Suez, Niv Zmora, Eran Segal, Eran Elinav, "The pros, cons, and many unknowns of probiotics", nature medicine, 2019 May, 716-729, https://doi.org/10.1038/s41591-019-0439-x

13. K. Kato, S. Mizuno, Y. Umesaki, Y. Ishii, M. Sugitani, A. Imaoka, M. Otsuka, O. Hasunuma, R. Kurihara, A. Iwasaki, Y. Arakawa, "Randomized placebo-controlled trial assessing the effect of bifidobacteria-fermented milk on active ulcerative colitis", Alimentary Pharmacology and Therapeutics, 2004 Nov, 1133-1141, https://doi.org/10.1111/j.1365-2036.2004.02268.x

14. L. Helgelang, J. T. Vaage, B. Rolstad, T. Midtvedt, P. Brandtzaeg, "Microbial colonization influences composition and T-cell receptor Vβ repertoire of intraepithelial lymphocytes in rat intestine", Immunology. 1996 Dec, 494-501, https://doi.org/10.1046/j.1365-2567.1996.d01-783.x

15. Li-Xuan Sang, Bing Chang, Wenr-Liang Zhang, Xiao-Mei Wu, Xiao-Harng Li, Min Jiang, "Remission induction and maintenance effect of probiotics on ulcerative colitis: A meta-analysis.", World J Gastroenterol. 2010 Apr 21; 16(15): 1908-1915. V https://doi.org/10.3748/wjg.v16.i15.1908

16. Luca Prisciandaro, Mark Geier, PhD, Ross Butler, PhD, Adrian Cummins, MD, Gordon Howarth, PhD, "Probiotics and Their Derivatives as Treatments for Inflammatory Bowel Disease", Inflammatory Bowel Diseases, 2009 Dec, 1906-1914

17. M. A. Zocco, L. Zileri Dal Verme, F. Cremonini, A. C. Piscaglia, E. C. Nista, M. Candelli, M. Novi, D. Rigante, I. A. Cazzato, V. Ojetti, A. Armuzzi, G. Gasbarrini, A. Gasbarrini, "Efficacy of Lactobacillus GG in maintaining remission of ulcerative colitis", Alimentary Pharmacology and therapeutics, 2006 Jun, 1567-1574, https://doi.

org/10.1111/j.1365-2036.2006.02927.x

18. Mahdi Shadnoush, Rahebeh Shaker Hosseini, Ahad Khalilnezhad , Lida Navai , Hossein Goudarzi, Maryam Vaezjalali, "Effects of Probiotics on Gut Microbiota in Patients with Inflammatory Bowel Disease: A Double-blind, Placebo-controlled Clinical Trial", 대한 소화기내과학회지, 2015 Apr, 65(4):215-221, https://doi.org/10.4166/kjg.2015.65.4.215

19. Mark E. M. Obrenovich, "Leaky Gut, Leaky Brain?", Microorganisms 2018, 6(4):107,. https://doi.org/10.3390/microorganisms6040107

20. Matthes, H., Krummenerl, T., Giensch, M. et al. "Clinical trial: probiotic treatment of acute distal ulcerative colitis with rectally administered Escherichia coli Nissle 1917 (EcN)" BMC Complement Alternative Medicine, 2010 Apr, https://doi.org/10.1186/1472-6882-10-13

21. Oren Shibolet, Fanny Karmeli, Rami Eliakim, Erwin Swennen, Patrizia Brigidi, Paulo Gionchetti, Massimo Campieri, Sara Morgenstern, Daniel Rachmilewitz, "Variable Response to probiotics in Two Model of Experimental Colitis in Rats", Inflammatory Bowel Diseases, 2002 Nov, 399－406, https://doi.org/10.1097/00054725-200211000-00004

22. Qinghui Mu, Jay Kirby, Christopher M. reilly, Xin M. Luo, "Leaky Gut as a Danger Signal for Autoimmune Disease.", Immunology, 2017 May 23. 8:598. https:// doi.org/10.3389/fimmu.2017.00598

23. Richard N. Fedorak, MD, FRCPC, Karen L. Madsen, PhD, "Probiotics and the Management of Inflammatory Bowel

Disease", Inflammatory Bowel Diseases, 2004 May, https://doi.org/10.1097/00054725-200405000-00018

24. Sarah Flynn, Douwe van Sinderen, Gerardine M. Thornton, Helge Holo, Ingolf F. Nes, J. Kevin Collins, "Characterization of the genetic locus responsible for the production of ABP-118, a novel bacteriocin produced by the probiotic bacterium Lactobacillus salivarius subsp. salivarius UCC118", Journal of Medical Microbiology 2002 Apr, https://doi.org/10.1099/00221287-148-4-973

25. Seon-Kyun Kim, Robin B. Guevarra, You-Tae Kim, Joongi Kwon, Hyeri Kim, Jae Hyoung Cho, Hyeun Bum Kim, Ju-Hoon Lee, "Role of Probiotics in Human Gut Microbiome-Associated Diseases", Journal of Microbiology and Biotechnology, 2019 Sep, 29(9):1335-1340, https://doi.org/10.4014/jmb.1906.06064

26. Venturi A, Gionchetti P, Rizzello F, Johansson R, Zucconi E, Brigidi P, Matteuzzi D, Campieri M, "Impact on the composition of the faecal flora by a new probiotic preparation: preliminary data on maintenance treatment of patients with ulcerative colitis", Alimentary Pharmacology and Therapeutics, 1999 Aug, 13(8):1103-1108, DOI: 10.1046/j.1365-2036.1999.00560.x

27. Wiliam E. Sandine, "Roles of Lactobacillus in the Intestinal Track", Journal of Food Protection, 1979 Mar, 259-262, https://doi.org/10.4315/0362-028X-42.3.259

28. Wilkins T, Sequoia J. "Probiotics for Gastrointestinal Conditions: A Summary of the Evidence", American Academy of Family Physician, 2017 Aug, 96(3):170-178, https://pubmed.ncbi.nlm.nih.

gov/28762696/

29. Yoichiro Iwakura, Harumichi Ishigame, "The IL-23/IL-17 axis in inflammation", The Journal of Clinical Investigation, 2006 May, 116(5): 1218-1222, https://doi.org/10.1172/JCI28508

30. 김영균, 문종태, 이근만, 전누리, 박효진, "과민성 장증후군 환자에서 생균제의 효과", 대한소화기학회지, 2006 Jun, 47(6):413-419

31. 박민정, 고병성, 김주성, 정현채, 송인성, 이정희, 백영진, "발효유를 섭취한 사람의 위 내용물에서 시간에 따른 유산균 수의 변화와 생존 유산균의 위 통과량 측정", 대한소화기학회지, 2001 Feb, 37(2)82-89

32. 박민정, 이진혁, 김경아, 김주성, 정현채, 송인성, 김정룡, "유당 분해 효소 결핍인 사람에서 KY-16 경구 투여에 의한 호기 내 수소 가스 양의 변화", 대한소화기학회지, 1999, 741-78, http://kiss.kstudy.com/thesis/thesis-view.asp?key=1878264

33. 윤성식, 박영서, 최학종, "유산균 유전학 및 최근 연구 혁신: 프로바이오틱스와 면역", Current Topic in lactic Acid Bacteria and probiotics, 2013 Jan, 1(1):9-19, http://db.koreascholar.com/article.aspx?code=31588

34. 이상길, 양경민, 천재희, 김태일, 김원호, "Lipopolysaccharide로 유도된 HT-29 세포주의 염증에서 Lactobacillus rhamnosus GG의 항염증 작용과 기전", 대한소화기학회지, 2012 Aug, 60(2):86-93, https://doi.org/10.4166/kjg.2012.60.2.86

35. 이지현, 문 규, 권혁진, 정우진, 서평주, 백태윤, 이주형, 김현식, "경도 및 중등도 활동성 궤양성 대장염 환자에서의 VSL#3의 효능", 대한소화기학회지, 2012 Aug, 60(2):94-101, https://doi.org/10.4166/kjg.2012.60.2.94

36. 정혜교, 민양원, 이찬수, 홍성노, 원지영, 장진아, 김철현, 장동경, "과민성 장증후군 쥐 모델에서의 신 유산균의 효과", 대한소화기내과학회지, 2020 Sep, 75(3): 141-146, https://doi.org/10.4166/kjg.2020.75.3.141

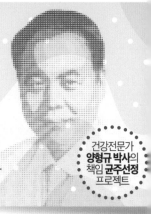

금번 수년간 임상 및 진료 경험을 바탕으로 헬스케어 회사인 양바이오를 설립하고 프로바이오틱스 제품 3종을 출시하게 되었습니다.

이제는 프로바이오틱스 + 프리바이오틱스 = 신바이오틱스 시대입니다. 믿고 찾을 수 있는 양바이오의 제품을 자신있게 소개합니다.

DR.YangHK 100억 生 + 면역강화 (온가족 면역증진에 도움)
DR.YangHK 100억 生 + 다이어트 (체중감소효과를 기대하는 분)
DR.YangHK 100억 生   이너케어 (여성 질건강 + 장기능 개선)

이제 첫 걸음을 떼는 양바이오의 앞날에 많은 관심과 격려를 부탁드립니다.
감사합니다.

양바이오 대표이사
의학박사 양 형 규

건강전문가
양형규 박사의
책임 **균주선정**
프로젝트

장건강 전문가

⊕Dr.YANGHK™ 100억 생 유산균

균수 100억을 보장하기 위해 1,200억의 유산균 투입!

장 끝까지 살아가는
보장 균수 100억

유산균을 보호하는
특허받은 SP코팅 공법

건강한 한국인의 몸에서 유래한 특허유산균 사용!

한국인에서 유래한
특허유산균

장건강 권위자
양형규박사의
균주선택

유산균과 먹이를 혼합하여 제조한 신바이오틱스 포뮬라!

유산균과 유산균의 먹이를
혼합한 신바이오틱스 포뮬라

몸 속 질(膣)내
유익균의 활성화로
여성고민 털어내자

100억 생 유산균 이너케어

몸 속 장(腸)내
뚱보균은 몰아내고
날씬균은 키워주자

100억 생 유산균 +다이어트

몸 속 장(腸)내
유해균은 억제하고
면역력은 강화하자

100억 생 유산균 +면역강화

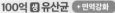

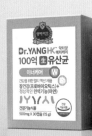

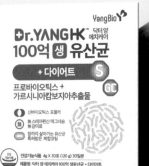

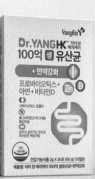

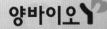